GUIDE PRATIQUE

DE

TECHNIQUE OPÉRATOIRE

ET FILS
int-Germain

és

GUIDE PRATIQUE

DE

TECHNIQUE OPÉRATOIRE

PAR

Le Dr Jules BRAULT

Professeur à l'École de Médecine d'Alger
Membre correspondant de la Société de chirurgie de Paris
Lauréat de l'Institut

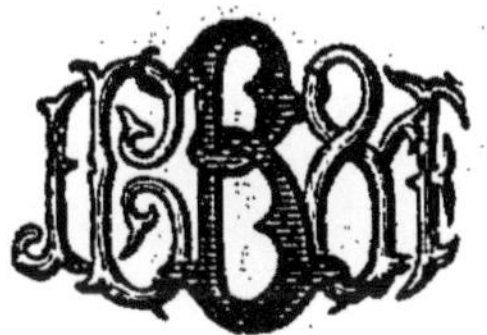

PARIS

LIBRAIRIE J.-B. BAILLIÈRE et FILS
19, rue Hautefeuille, près du boulevard Saint-Germain.

—

1903

AVANT-PROPOS

—

Chargé, pendant *cinq ans*, des conférences et des travaux pratiques de médecine opératoire, à l'École de plein exercice d'Alger, chargé, en outre, durant plusieurs années, de services de chirurgie importants, j'ai cru devoir résumer les notes qui m'ont servi dans mon cours et dans ma pratique.

J'ai éliminé autant que possible tout détail superflu et j'ai fait tous mes efforts pour ne mettre en évidence que les *données anatomiques* véritablement utiles à l'opérateur.

En outre, j'ai fait une sélection entre les méthodes, j'indique toujours avec raisons à l'appui le *procédé de choix*, dont la description est seule détaillée.

Ce guide, qui pourra peut-être rendre quelques services aux praticiens, s'adresse surtout aux étudiants et à tous ceux qui préparent des concours de chirurgie où figurent des épreuves de médecine opératoire. Il a pour but de leur faciliter la tâche et de leur permettre de repasser rapidement la technique opératoire classique.

Dr J. BRAULT.

Alger, le 8 janvier 1903.

GUIDE

DE

TECHNIQUE OPÉRATOIRE

PREMIÈRE PARTIE

LIGATURES D'ARTÈRES

I. — GÉNÉRALITÉS

Avant d'aborder l'étude des diverses ligatures, je crois bon d'exposer le plan qui doit guider dans une semblable intervention.

Indications. — Avant de chercher une artère, on doit toujours réfléchir *aux indications pathologiques* qui commandent l'intervention, car cela a une certaine importance, même au point de vue de l'acte opératoire en lui-même; je n'en veux pour exemple que la ligature de la linguale (1).

Les indications générales des ligatures d'artère

---

(1) On sait que cette ligature doit toujours être placée dans le petit triangle hyo-glossien si l'on veut arrêter efficacement les hémorragies linguales, et cela en raison de la naissance prématurée de la dorsale de la langue.

sont les suivantes : *plaies artérielles, anévrysmes, tumeurs vasculaires, hémostase préventive*. Dans le cas de *plaie artérielle*, on doit toujours essayer de *lier les deux bouts dans la plaie même;* dans *les autres circonstances*, on tient compte, au contraire, *des lieux d'élection;* ex. : anévrysmes (méthodes diverses de Hunter, Anel, Brasdor, Wardrop), etc.

La ligature d'une artère comporte trois temps : 1° *recherche ou découverte;* 2° *isolement du vaisseau;* 3° *ligature proprement dite.*

Mais avant de rechercher, ou de marcher à la découverte d'une artère, nous devons nous inquiéter des moyens qui nous permettent d'y arriver avec certitude ; tout à l'heure nous nous sommes tournés vers la pathologie pour en obtenir les indications, maintenant, nous devons prendre pour guides à la fois l'anatomie et la physiologie.

Pour lier une artère, il faut savoir l'anatomie chirurgicale; si l'on peut se passer de l'anatomie fine, il faut connaître *l'anatomie pratique;* ici, d'ailleurs, comme dans toute la chirurgie opératoire, *l'important n'est pas de savoir beaucoup, mais de savoir se servir de ses connaissances;* en somme, après les *indications*, on doit passer aux *données anatomiques et physiologiques.*

Données anatomiques. — Le retour que l'on fait sur les connaissances anatomiques comporte les points suivants : il faut se rappeler :

1° Où commence et où finit l'artère;

2° Quelle est sa direction;

3° Quels sont ses rapports : téguments, muscles, aponévroses, tendons, veines, nerfs, squelette.

Grâce à tous ces souvenirs, qui doivent être nets et précis, on voit pour ainsi dire la région, on voit l'artère. On peut alors tracer la ligne d'incision, soit au crayon dermographique, soit à la teinture d'iode. Pour bien tracer cette dernière ligne, on pratique une *exploration* méthodique, l'œil et le doigt scrutent les points de repère, les jalons. Parfois, on se sert des plis cutanés; plus souvent on a recours aux repères musculaires tendineux ou osseux; ces *derniers sont en tout point les meilleurs, parce qu'ils sont les plus constants.*

Quelquefois, j'ai observé qu'il valait peut-être mieux ne pas s'en tenir tout à fait à la ligne idéale, et *tricher* un peu; ex. : humérale, pédieuse.

Si le sujet n'est pas trop gras, s'il s'agit d'un homme bien musclé, assez souvent point n'est besoin de ligne préalable; il suffit de suivre la gouttière musculaire, en palpant, en pétrissant le sujet, on arrive à trouver ces « vallées » où coulent les artères, c'est tout aussi précis.

Données physiologiques. — Les données physiologiques sont moins importantes que les précédentes, elles se réduisent à peu de chose : battements de l'artère, contraction de certains muscles; utiles dans la pratique chirurgicale, elles sont, bien entendu, nulles, quand il s'agit de médecine opératoire proprement dite.

Attitude. — Nous venons de faire œuvre d'anatomiste, il est temps de faire œuvre de chirurgien. La ligne a été tracée, où nous tenons le « lit » de l'artère, nous savons les couches que nous devons traverser; il semble qu'il ne reste plus qu'à prendre le couteau; eh bien, non pas encore; si nous voulons réussir, il nous faut envisager encore certaines précautions de technique opératoire, nous préoccuper de trois choses : l'attitude du sujet, des aides et du chirurgien.

Le sujet. — L'attitude du sujet est très importante pour bien mettre l'artère en vue; ex. : sous-clavière, axillaire. Parfois le sujet devra être mis dans deux attitudes différentes au cours de l'opération; il y a la *situation d'incision* et la *situation de recherche*; ex. : ligature de la fémorale à l'anneau.

Les aides. — L'attitude des aides a moins d'importance ici que dans les amputations; ils doivent soutenir le membre, écarter et ne pas gêner les mouvements du chirurgien.

Le chirurgien. — *Celui-ci se tient de façon à couper facilement de gauche à droite, telle est la règle générale dont on a rarement à se départir.*

Opération. — 1° *Découverte de l'artère.* — On incise lentement couche par couche, en reconnaissant les divers plans; la peau doit être immobili-

sée par le pouce d'un côté et d'un autre côté par
les autres doigts ; l'index peut repérer la gouttière
musculaire où l'on incise. Il y a quelques variantes pour cette immobilisation des téguments.

On doit tenir *son bistouri chirurgicalement*, c'est-
à-dire *comme un couteau à découper, surtout quand
on incise les téguments.* Il faut *éviter les queues* ; on
doit donc piquer au début et à la fin de l'incision.
Quand on approche du but, quand il y a danger,
quand on *brûle*, on coupe *en dédolant* ou sur
la sonde cannelée.

Chemin faisant, on se sert des jalons profonds,
tubercules osseux (Chassaignac, Lisfranc, tubercule de la fessière, etc.).

2° *Isolement.* — L'artère est découverte, on voit
le faisceau vasculo-nerveux, on le sent du doigt,
deux précautions valent mieux qu'une ; on procède
ensuite *à l'isolement.* Le nerf écarté, reste l'artère
avec ses veines satellites, le tout placé dans un
fourreau de tissu lamineux, comme un tendon
dans sa gaîne. Il faut inciser cette gaîne, en faisant un pli non pas parallèle, mais bien perpendiculaire à la direction de l'artère.

On incise en dédolant, puis on introduit une
sonde cannelée dans la boutonnière et on travaille
de chaque côté à petits coups jusqu'à libération ;
il ne faut jamais charger le vaisseau brutalement
sur la sonde, on doit voir l'artère au travers d'une
fenêtre qui ne *doit pas mesurer plus de 7 à 8 millimètres au maximum.*

3° *Ligature*. — La ligature proprement, dite qui constitue le troisième temps, comprend deux choses : a) *le passage du fil*; b) *la striction*.

a) *Passage du fil*. — Il s'exécute à l'aide de l'aiguille de Cooper ou de Deschamps. On doit éviter nerfs et veines en recevant l'extrémité de l'instrument sur le doigt.

b) *Striction*. — Il faut remplir les deux conditions suivantes :

a) Serrer assez fort pour briser la tunique moyenne, tout en ne cassant pas le fil;

b) Faire un nœud solide qui ne glisse pas. Pour satisfaire à cette dernière indication, on fait le *nœud de chirurgien;* on doit conduire le fil avec les doigts servant de poulies de réflexion, on serre *lentement sans à coup*, enfin il faut s'appliquer à faire un *nœud droit* (1).

II. — LIGATURES DES ARTÈRES DU COU ET DE LA TÊTE

I. – COU

I. — Ligature de la sous-clavière.

Pour ce premier vaisseau, je ne m'occuperai que la ligature en *dehors des scalènes*, c'est la

---

(1) Nous donnons une fois pour toutes ces divers temps qui doivent être rigoureusement observés dans la ligature de toutes les artères. On ne saurait prendre trop de précautions, dans les exercices de médecine opératoire et surtout dans les concours, les gens même expérimentés manquent plus facilement une ligature qu'une amputation réglée.

seule intervention pratique; on a bien fait la ligature en dedans de ces muscles, mais on n'a obtenu que des décès. On a lié également entre les scalènes, au cours de diverses interventions; les chiffres sont moins mauvais, mais on risque de blesser le phrénique qui suit le bord interne du scalène antérieur, et on est trop près des collatérales. Le seul point favorable pour une ligature solide est donc bien dans la troisième portion de l'artère; ici les statistiques sont infiniment meilleures, celle de Barwell ne donne que 35 p. 100 de mortalité.

Indications. — Autrefois la ligature en question était considérée comme le procédé de choix dans les plaies et les anévrysmes portant sur l'axillaire. Nous verrons, en parlant de la ligature de ce dernier vaisseau, que l'intervention en dehors des scalènes ne peut plus être considérée que comme un procédé d'exception; *il s'agit donc surtout d'un exercice d'amphithéâtre.*

Données anatomiques. — L'artère sous-clavière naît du tronc brachio-céphalique à droite, de l'aorte à gauche; son trajet intra-thoracique nous importe peu; elle fournit sept branches qui naissent presque toutes dans sa première portion. Nous devons aller chercher le vaisseau au moment où il se dégage en dehors des scalènes, *sur la première côte, derrière le tubercule de Lisfranc; ici l'artère est située en dessous et en avant des nerfs;* c'est le premier ruban à partir de la tubérosité osseuse que nous venons de citer ; *a veine se trouve indépendante et passe devant le scalène antérieur*, elle reçoit normalement la jugulaire externe.

Les couches recouvrantes sont : les téguments (peau et peaucier), l'aponévrose superficielle, enfin l'aponévrose moyenne, qui contient le muscle omoplato-hyoïdien dans un dédoublement.

Pour tracer la ligne d'incision, on doit reconnaître le bord de la clavicule, les reliefs du trapèze et du sterno-cleido-mastoïdien ; sur le vivant, on doit préalablement faire gonfler la jugulaire.

A la suite de cette exploration, à un centimètre au-dessus de la clavicule, *à deux doigts de l'article sterno-claviculaire*, on mène une incision de *sept centimètres*, allant d'un bord à l'autre du creux sus-clavier, le *vaisseau est à un centimètre, un petit travers de doigt en dedans du milieu de la clavicule.* C'est de ce côté qu'il faudra insister.

Attitude. — *Le sujet.* — Le sujet est en décubitus dorsal, la tête renversée du côté opposé ; un coussin ou un billot se trouve placé sous le thorax, *en long sous l'échine ; l'omoplate porte à faux.*

Les aides. — Un aide *abaisse fortement le moignon de l'épaule.*

Le chirurgien. — A droite, le chirurgien se tient près de la tête ; à gauche, il se place contre le flanc.

Opération. — Les téguments sont incisés avec précaution ; on recherche la *jugulaire externe* pour l'érigner en dehors, ou bien encore on la coupe entre deux ligatures ; on incise ensuite l'aponévrose moyenne, on doit à travers elle reconnaître le *tubercule de Lisfranc* sur la première côte ; on déchire l'aponévrose à ce niveau, en se servant de la sonde cannelée ; on peut agrandir l'ouverture à l'aide du bistouri guidé sur la sonde. A partir de ce moment, il ne faut plus quitter *le premier cordon plat situé derrière le tubercule*, il faut dénuder, *en se tenant toujours sur la côte pour éviter la plèvre.*

Dans un dernier temps, on charge le vaisseau en l'attirant en dedans et en le lâchant ensuite sur l'aiguille de Cooper amenée en bon lieu.

II. — Ligature de la carotide primitive.

Ligature au lieu d'élection au-dessus de l'omo-hyoïdien. — De même qu'on ne doit lier la sous-clavière qu'en dehors des scalènes, il faut éviter de porter le fil sur la carotide primitive trop près de son origine au-dessous de l'omo-hyoïdien.

Indications. — Les indications sont très nombreuses, nous signalerons les principales.

Les observations de ligature pour plaies du vaisseau sont relativement rares, il s'agit d'hémorrhagies presque foudroyantes, le chirurgien n'a pas le temps d'y parer.

Les ouvertures pathologiques dans les phlegmons du cou ont donné un succès dans presque la moitié des cas. On a enregistré, toutefois, des *hémorrhagies secondaires*, des *accidents cérébraux*.

Quant aux anévrysmes : les anévrysmes traumatiques sont rares, les anévrysmes spontanés sont, au contraire, les plus fréquents après ceux de la fémorale et de la poplitée. La ligature par la méthode d'Anel réussit dans la moitié des cas. On a également lié avec des succès divers : pour des anévrysmes artério-veineux de la carotide primitive et de la jugulaire interne, pour des anévrysmes de la carotide externe et de la carotide interne.

Les autres indications sont : les tumeurs vasculaires (tumeurs cirsoïdes), l'hémostase préventive dans certaines interventions, où l'on redoute de graves hémorrhagies (succès dans la 1/2 des cas). Quant à l'épilepsie, elle n'est pas améliorée par la ligature, ce n'est pas une opération à conseiller.

Non seulement on a lié la carotide primitive, mais, dans un certain nombre de cas, on a lié les deux ; on a eu 4 succès environ sur 5.

Accidents. — Ces ligatures simples ou doubles donnent lieu à divers accidents. Parfois ces accidents sont légers, d'autres fois, au contraire, ils sont assez graves pour entraîner la mort ; la 1/2 des décès à la suite de la ligature de la carotide primitive est due aux *accidents cérébraux*. Les accidents légers sont marqués par des vertiges, de l'engourdissement ; les accidents graves comportent : la syncope, le coma, le délire, les convulsions, la céphalée, l'hémiplégie du côté opposé, l'aphonie, la dysphagie, la dyspnée. L'oblitération simultanée des deux carotides est incompatible avec la vie.

En raison de ces accidents, la ligature de la carotide primitive ne doit être entreprise que *dans les cas d'absolue nécessité.*

Données anatomiques. — L'artère couchée sur les apophyses transverses des vertèbres cervicales monte sur le côté de la trachée et du larynx, qui constituent d'excellents points de repère. L'artère se bifurque au niveau du bord supérieur du cartilage thyroïde chez l'homme, et au contraire un peu plus bas vers le milieu de ce cartilage chez la femme. L'artère est accompagnée par la veine jugulaire interne, qui la flanque en dehors; le pneumogastrique se trouve dans la même gaîne que les deux vaisseaux, il est situé en arrière; le grand sympathique est plus en arrière et plus en dehors. De nombreux ganglions sont semés le long des vaisseaux. En arrière, on trouve le muscle long du cou et le droit antérieur; en dedans, au niveau du tubercule de Chassaignac (6e vertèbre cervicale), les artères thyroïdienne et vertébrale; en outre, le vaisseau est séparé de l'œsophage par le nerf récurrent; en dehors, court le muscle sterno-cléido-mastoïdien, muscle satellite de la carotide. A la hauteur où elle doit être liée, l'artère est dégagée non seulement des sterno-hyoïdien et thyroïdien, mais encore de l'omo-hyoïdien ; l'anse de l'hypoglosse et le tronc veineux thyro-linguo-facial barrent le vaisseau.

Les plans à traverser sont les suivants : peau, peaucier, aponévrose superficielle, enfin le fascia plus ou moins résistant, qui fait suite à l'aponévrose moyenne.

La carotide primitive n'émet pas de branches.

Le point de repère capital dans cette ligature est *le tubercule carotidien ou tubercule de Chassaignac*. Ce tubercule, plus ou moins saillant suivant l'âge et suivant les individus, est placé à environ 6 centimètres de la clavicule, à la hauteur du cricoïde ; il est surtout appréciable lorsque le cou est renversé en arrière.

On sait qu'au niveau du tubercule de Chassaignac l'hémorragie peut provenir de cinq vaisseaux artériels différents : carotide primitive, thyroïdienne inférieure, vertébrale, cervicales postérieure et ascendante.

Données physiologiques. — Celles qui sont utilisées sur le vivant sont : les battements de l'artère, la contraction du sterno-mastoïdien.

Attitude. — *Le sujet.* — Il est sur le dos, le cou en extension soutenu par un coussin dur, la tête tournée du côté opposé.

Les aides. — Ils maintiennent la position, écartent et se placent face au chirurgien.

Le chirurgien. — Il se tient en dehors, du côté à opérer.

Opération. — Après l'exploration nécessaire, on trace la ligne d'incision, qui va de l'article sterno-claviculaire au creux parotidien, en suivant le bord du sterno-mastoïdien. Sur cette ligne, on fait une incision *de 8 centimètres*, qui *commence ou finit à la corne de l'os hyoïde*, suivant le côté. On coupe les diverses couches énumérées : peau, peaucier, etc. ; l'aponévrose est divisée sur le *bord antérieur même du muscle sterno-mastoïdien*; le tout est récliné en dehors, la tête est mise en rectitude et on cherche le *tubercule de la 6e*; on sent l'artère que l'on comprime, on saisit la gaîne et on dénude le vaisseau suivant les principes généraux établis. Le fil doit être passé de *dehors en dedans* et on place la ligature au niveau du cartilage thyroïde, près de l'anse hypoglossienne, entre cette dernière et les veines qui croisent l'artère.

III. — Ligature de la carotide externe.

Indications. — Les plaies accidentelles sont de la plus haute gravité ; le pronostic est un peu meilleur, quand il s'agit des sections au cours d'interventions opératoires sur la région parotidienne, circonstances dans lesquelles le vaisseau a surtout été lésé. Autant que faire se peut, ici encore, il faut lier les deux bouts. Parfois, la ligature a été entreprise pour des hémorragies siégeant sur les branches de la carotide externe; linguale, temporale profonde, etc...

Dans les anévrysmes, on a plutôt lié la carotide

primitive, *c'est un tort ;* toutes les fois que la chose est possible, il *faut lier de préférence la carotide externe*, parce que ce mode de faire expose moins aux accidents cérébraux dont nous avons déjà parlé. Pour les anévrysmes des branches, mieux vaut recourir à l'extirpation.

Reste l'indication tirée des tumeurs ; tantôt il s'agit d'hémostase préventive, dans un but opératoire (ablation d'une tumeur très vasculaire, résection du maxillaire supérieur) ; tantôt on cherche à produire l'atrophie du néoplasme (anévrysmes cirsoïdes, cancer de la langue) ; *ce sont là des motifs discutables.*

Données anatomiques. — L'artère carotide externe naît au niveau du bord supérieur du cartilage thyroïde, parfois un peu plus bas, surtout chez la femme ; elle se termine à la hauteur du col du condyle du maxillaire inférieur, en se divisant en temporale superficielle et en maxillaire interne. Chemin faisant, elle donne six branches : thyroïdienne supérieure, linguale, faciale, auriculaire postérieure, occipitale, pharyngienne inférieure. C'est entre les deux premières branches collatérales qu'on doit placer la ligature ; il existe là un espace très favorable de 1 centimètre à 1 centimètre 1/2. Malheureusement, on constate parfois des anomalies ; il existe une véritable trifurcation (tronc artériel thyro-linguo-facial).

L'artère carotide externe est profondément située sous l'aponévrose superficielle et le fascia déjà indiqué pour la carotide primitive; elle se dégage du sterno-mastoïdien, surtout quand le cou est en extension, c'est la position favorable pour la ligature. Le vaisseau en question monte en dehors du pharynx et se trouve recouvert par une série d'organes : ganglions lymphatiques, tronc veineux thyro-linguo-facial, grand hypoglosse, muscle digastrique et stylo-hyoïdien, enfin il embroche obliquement la face interne de la parotide. Dans sa première partie, là où on doit le lier, entre les deux premières collatérales, derrière la grande corne de l'os hyoïde, il est croisé par la carotide interne; il faut savoir reconnaître les deux vaisseaux et ne pas lier l'un pour l'autre; la carotide interne, *dite superficielle*, pour certains anatomistes, *est surtout postérieure;* la carotide externe est le premier vaisseau, le *plus antérieur;* sur le vivant, dans le doute, il faut explorer les collatérales après compression (temporale, faciale), et, avant de serrer le fil, il faut se guider surtout sur les branches émergentes.

Attitude. — *Le sujet.* — Il est dans la même attitude que pour la carotide primitive, sur le dos, le cou étendu.

L'aide. — Il fait vis-à-vis au chirurgien.

Le chirurgien. — Il se place du côté à opérer.

Opération. — Vous explorez la région, vous reconnaissez le bord antérieur du sterno-mastoïdien, la corne de l'os hyoïde, le milieu du creux parotidien, l'article sterno-claviculaire; ces deux derniers points vous donnent votre ligne d'incision.

Prenant la *corne de l'os hyoïde* comme milieu ; sur la ligne indiquée, vous faites une incision de *7 à 8 centimètres*; vous coupez avec précaution les téguments. Vous incisez l'aponévrose superficielle sur le sterno-mastoïdien en évitant la jugulaire externe ; vous incisez le feuillet profond et alors derrière la corne de l'os hyoïde, évitant nerfs et veines, vous dénudez le premier vaisseau, le plus antérieur ; vous recherchez les collatérales qui en partent et vous placez votre fil au bon endroit entre la thyroïdienne supérieure qui descend et la linguale qui monte; on doit charger *d'arrière en avant* pour éviter la carotide interne.

IV. — Ligature de la carotide interne.

La ligature de la carotide interne ne diffère pas beaucoup de la précédente, il suffit de se souvenir, dans la profondeur, des moyens mis à notre disposition pour la reconnaissance des deux vaisseaux.

V. — Ligature de la vertébrale.

Cette ligature a beaucoup de ressemblance avec celle de la carotide primitive, seulement ici la ligne d'incision suit le *bord postérieur du sternomastoïdien*, au lieu de suivre son bord antérieur. La ligne d'émission se tire de la partie postérieure de la mastoïde à l'union du quart interne avec les trois quarts externes de la clavicule. — Sur cette ligne, à la même hauteur que pour la carotide primitive, on pratique une incision *de 8 centimètres;* après incision des couches superficielles, on récline en avant le muscle et le paquet carotidien.

On sent le *tubercule de Chassaignac*, on doit chercher à lier à *un travers de doigt en dedans* et à *un travers de doigt en dessous de ce tubercule*.— Pour ce faire, on reconnaît l'interstice des muscles long du cou et scalène antérieur qu'on a bien exposés sous les yeux, on déchire l'aponévrose prévertébrale et on est rendu sur l'artère.

VI. — Ligature de la thyroïdienne inférieure.

Ici encore même technique que pour la carotide primitive; on doit abaisser l'incision de deux centimètres, puisqu'il s'agit de lier le vaisseau en question, au moment où il décrit une courbe à 1 cent. 1/2 au-dessous du tubercule de Chassaignac. Après avoir récliné le sterno-mastoïdien et le paquet carotidien en dehors, on déchire de haut en bas le tissu cellulaire, en se guidant sur le tubercule carotidien et on trouve la courbe du vaisseau à la hauteur sus-mentionnée.

VII. — Ligature de la thyroïdienne supérieure.

Même technique que pour la carotide externe; on cherche la thyroïdienne supérieure entre ce dernier vaisseau et la thyroïde, il a une direction transversale.

VIII. — Ligature de la linguale.

Indications. — Les plaies accidentelles par instruments tranchants ou par armes à feu sont rares ; en pareil cas, on peut être amené à lier non pas une, mais les deux linguales. Aujourd'hui, dans les plaies chirurgicales, dans les amputations parti·lles ou totales de la langue, on est beaucoup mieux outillé ; grâce à la forcipressure et à la suture immédiate du moignon, on n'a plus à redouter les hémorragies. Pour mon compte, j'ai fait plusieurs amputations de la langue, *notamment deux fois pour des macroglossies considérables*, je n'ai jamais eu l'ombre d'une hémorragie avec ces nouveaux procédés.

On a lié les deux linguales pour des angiomes diffus, pour le cancer (méthode de Demarquay, aujourd'hui bien délaissée). Enfin dans les sarcomes, où il y a des pertes de sang très abondantes, on a eu parfois recours à cette hémostase indirecte (1).

Données anatomiques. — L'artère linguale,

(1) Un jour, en enlevant un fibro-adénome de la glande sous-maxillaire (enfant de 14 ans), tumeur très adhérente dans la profondeur, j'ai déchiré le muscle hyo-glosse dans un point et lésé également la linguale près de son origine, j'eus de la peine à placer ma ligature qui tint néanmoins. (Voir J. Brault, *Arch. prov. de chir.*, statistique 1898.)

deuxième collatérale de la carotide externe, naît un peu au-dessous du niveau même de l'os hyoïde, elle se dirige obliquement en haut pour traverser toute la région sus-hyoïdienne latérale et aboutit à la pointe de la langue, où elle se termine en prenant le nom de *ranine* et en s'anastomosant avec la branche symétrique du côté opposé. Dans son parcours, elle émet 3 branches : rameau sus-hyoïdien, dorsale de la langue, sublinguale. Le vaisseau est situé profondément sous l'hyoglosse, alors que la veine et le nerf plus superficiels cheminent en dessus ; comme le dit Sébileau, ce sont des organes qui partent et arrivent en même temps, mais qui voyagent séparément.

La linguale peut être liée en 3 points ; 1° à son origine, tout près de la carotide externe ; 2° derrière le ventre postérieur du digastrique, au-dessus de la grande corne, et enfin ; 3° dans le triangle hypoglosso-digastrique.

A moins que l'on vous désigne spécialement cette dernière ligature ; dans une épreuve de médecine opératoire, il ne faut jamais la faire, ce n'est pas une ligature pratique, il y a à cela une raison péremptoire, c'est qu'en liant à ce niveau vous *n'arrêtez pas le cours du sang dans la dorsale de la langue qui est déjà née à ce moment.*

Le *vrai lieu d'élection* pour la *ligature est le petit-triangle hyo-glossien*, derrière le ventre postérieur du digastrique, au-dessus de la grande corne

Vous cherchez l'artère entre le kérato-glosse et le constricteur moyen du pharynx.

Attitude. — *Le sujet, les aides, le chirurgien* sont placés comme pour la ligature des carotides.

Opération. — On reconnaît le bord antérieur du sterno-mastoïdien, la corne de l'os hyoïde, le bord du maxillaire inférieur.

Immédiatement au-dessous de la grande corne repoussée par l'aide qui vous fait vis-à-vis, vous pratiquez une incision de *5 centimètres partant du sterno-mastoïdien* ou y aboutissant, suivant le côté envisagé. Après l'incision des téguments, on doit se méfier de la jugulaire externe.

L'aponévrose superficielle est incisée au-dessous de la loge qu'elle forme à la glande sous-maxillaire, cette dernière est réclinée en haut; à ce moment il faut bien nettoyer le fond de la plaie avec les doigts (1), c'est indispensable pour y voir bien clair. On reconnaît le bord postérieur du digastrique, et de nouveau la grande corne. Évitant nerf et veine vous incisez avec précaution la mince aponévrose qui recouvre le kératoglosse ainsi que ce dernier ; il ne faut pas y *aller trop carrément* sous peine de tomber *dans le pharynx* après avoir perforé le *constricteur moyen.* Si après avoir pratiqué une légère boutonnière, vous ne voyez pas l'artère, *n'avancez pas, revenez sur vos*

(1) *Ce nettoyage avec les doigts* rend de grands services ici et ailleurs, dans une foule d'opérations ; je tiens à attirer l'attention sur lui.

pas et *portez vos investigations sur les fibres mus-culaires dissociées ; l'artère est pour ainsi dire incorporée au milieu d'elles,* dénudez-la de ces der-nières et aussi parfois d'un groupe veineux anor-mal profond, vous *pouvez charger indifféremment.*

Résumé. — *La longueur de l'incision pour toutes les ligatures du cou est sensiblement la même,* de 7 à 8 centimètres, il n'y a d'exception que pour la linguale (5 centimètres). — L'attitude (1) est à peu près toujours la même. Le sujet est sur le dos, le cou en extension, la tête tournée du côté opposé; le chirurgien se tient du côté à opérer; les aides lui font vis-à-vis. — D'une façon générale, on charge de dehors en dedans.

II. — TÊTE

Toutes les ligatures de la tête sont plutôt des *ligatures exceptionnelles.*

I. — Ligature de la faciale.

La faciale peut être liée, soit à son origine, soit au niveau du bord inférieur de la mâchoire. Dans le premier cas, on doit suivre de point en point la technique de la ligature de la carotide externe; dans le second cas, voici les principaux temps de l'opération :

Données anatomiques. — Sur le bord du maxil-

____

(1) La même attitude est de mise pour les ligatures de la tête, ces dernières comportent toutes des incisions de 3 à 5 centimètres.

laire inférieur au devant du bord antérieur du masséter, l'artère est recouverte par la peau, le tissu cellulaire sous-cutané, le peaucier ; il n'y a pas d'aponévrose.

Opération. — Le long du bord inférieur de la mâchoire, on pratique une incision *de 3 à 4 centimètres*, son milieu correspond exactement *au bord antérieur du masséter*. On coupe avec précaution le tissu cellulaire sous-cutané, le peaucier, et en avant du masséter reconnu, on cherche les vaisseaux que le doigt sent assez facilement ; on isole et on charge. Se souvenir que la veine se trouve *derrière* le vaisseau artériel.

II. — Ligature de la temporale.

Branche de bifurcation de la carotide externe, l'artère temporale superficielle se lie au moment où elle devient tégumentaire après avoir émergé de la loge parotidienne. Elle est placée entre le col de l'apophyse zygomatique et le tragus ; la veine est *en arrière*, le nerf auriculo-temporal est *en dehors*.

Opération. — Incision de *trois bons centimètres* placée verticalement entre le tragus et le col du condyle ; le *milieu de la ligne correspond à la zygomatique*. On coupe la peau avec précaution et on dilacère avec le bec de la sonde le tissu cellulaire sous-cutané. Ce dernier est très dense, c'est là que gît la difficulté ; il ne faut pas y aller trop carrément, de peur de blesser la veine et le nerf auriculo-temporal.

III. — Ligature de l'occipitale.

Ligature de ce vaisseau à son origine. — Elle peut être menée à bien, en pratiquant tout simplement l'incision de la ligature de la carotide externe.

Dans la profondeur, le guide est constitué par la branche verticale du grand hypoglosse, il suffit de suivre cette branche en remontant vers le crâne pour trouver le vaisseau en question.

Ligature de l'occipitale dans sa position transverse. — L'artère est très profondément située entre la face postérieure de l'apophyse mastoïde et l'apophyse transverse de l'atlas ; elle est recouverte par la partie postérieure du sterno-mastoïdien, par le splénius et parfois même par le petit complexus ; on doit la chercher entre le ventre postérieur du digastrique en avant et l'oblique supérieur de la tête en arrière.

Opération. — Incision de *5 à 6 centimètres commençant à un centimètre au-dessous et en avant de la mastoïde et se dirigeant un peu obliquement en arrière et en haut.* On divise successivement les téguments et les muscles ci-dessus indiqués. Dans la profondeur, on sent le ventre postérieur du digastrique et dans l'angle *antérieur* de la plaie on ne tarde pas à trouver l'artère. Charger en ayant soin de ménager la veine.

III. — LIGATURES DES ARTÈRES DU TRONC

I. — Ligature de la mammaire interne.

Indications. — *Plaies de l'artère.* — Dans une statistique déjà ancienne, sur 19 cas, on compte 11 guérisons et 8 morts ; ce qui fait la gravité des plaies de ce vaisseau, *c'est qu'elles coïncident avec des plaies pénétrantes de la poitrine*, toujours très sérieuses.

Données anatomiques. — Branche de la sous-clavière, la mammaire interne descend dans le tissu cellulaire sous-pleural à *1 centimètre* environ du *bord sternal*. Elle est surtout accessible dans les *2e, 3e et 4e espaces intercostaux ;* on la trouve recouverte par les téguments, le grand pectoral, l'aponévrose qui fait suite au muscle intercostal externe, l'intercostal interne. La veine qui l'accompagne est située *en dedans* d'elle.

Opération. — L'incision *part à un centimètre en dedans du bord du sternum*, elle est *transversale, occupe* la partie moyenne de l'espace intercostal et compte *environ 4 centimètres*. On peut faire une incision verticale, ou encore une incision obli-que soit en bas et en dedans, soit en bas et en dehors. L'incision transverse, quoi que l'on puisse dire, nous paraît très suffisante. On traverse les divers plans que nous avons signalés aux don-nées anatomiques ; en incisant à la fin l'intercos-tal interne, il faut se souvenir de la place de l'artère à environ 8 à 10 millimètres du sternum et penser aussi à la *plèvre*, qui doit rester intacte. On charge avec précaution de dedans en dehors.

II. — Ligature de l'iliaque primitive et de l'iliaque interne.

Je réunis ensemble ces deux ligatures, parce qu'elles ne diffèrent guère que par le dernier temps, la pose du fil, placé plus ou moins haut.

Indications. — Pour l'iliaque primitive, la ligature réussit à peine une fois sur dix, quand il s'agit d'hémorragies (1) ; dans les anévrysmes, on compte un succès sur trois.

Quant à la ligature de l'iliaque interne, ligature à conseiller pour les anévrysmes de la fessière, on compte une guérison dans la moitié des cas.

Données anatomiques. — L'iliaque primitive, longue de 6 centimètres, part de la 4ᵉ lombaire pour aboutir à la symphyse sacro-iliaque, rectiligne chez l'adulte, flexueuse chez le vieillard, elle se dirige de haut en bas et dedans en dehors, on la trouve couchée sur les parties latérales de la 5ᵉ lombaire, au bord interne du psoas. L'uretère et les vaisseaux spermatiques la croisent à angle aigu, elle ne donne aucune collatérale, la veine se trouve postérieure.

L'iliaque interne, moins volumineuse que l'externe, n'a que 20 millimètres de long jusqu'à sa

(1) On n'arrive pas à temps.

première collatérale l'ilio-lombaire ; lorsque cette dernière naît par un tronc commun avec l'obturatrice et la fessière, l'artère peut acquérir un développement de trois centimètres. Oblique en bas et en avant tout d'abord, puis verticale, l'artère iliaque interne se termine par un bouquet de 9 branches chez l'homme et de 11 chez la femme.

Attitude. — Pour ces deux sortes de ligature, la technique est la même.

Le sujet est couché sur le dos, la cuisse étendue surtout pour l'incision de la peau et des muscles.

Le chirurgien se tient en dehors.

Opération. — A moins de nécessité absolue, l'opération ne doit pas être transpéritonéale. Vous avez à choisir entre les incisions de Cooper, de V. Mott et de Marcellin Duval, il faut rejeter le procédé d'Abernethy ; qui suit bien la direction des vaisseaux, mais mène sur un péritoine déjà adhérent.

Marcellin Duval fait une incision *de 12 centimètres,* son point de départ est *à 3 centimètres de l'épine pubienne,* pendant *4 centimètres il suit l'arcade* en se tenant un peu *au-dessus,* puis il recourbe sa ligne dans l'étendue *de deux travers de doigt* et se dirige enfin *vers l'ombilic* durant le dernier tiers de son incision.

Je préfère le tracé de Cooper (1), qui est tout aussi bon, tout en étant plus simple ; — l'in-

(1) Cette incision, très bonne pour les abcès de la fosse iliaque, nous a servi bien des fois.

cision courbe part *un peu en dehors du milieu du pli de l'aine, passe à deux travers de doigt en dedans de l'éminence iliaque antérieure et supérieure et ne s'arrête qu'à trois travers de doigt au-dessus de cette apophyse.*

On incise successivement : la peau, le tissu cellulaire sous-cutané, l'aponévrose du grand oblique, puis les muscles petit oblique et transverse ; on est sur le *fascia transversalis*, ici il faut redoubler de précautions, il faut inciser en bas sur la sonde, tout doucement, en *dédolant*, on doit agrandir l'ouverture avec le *petit doigt, puis avec l'index.* Ce n'est qu'alors, après avoir commencé le décollement du tissu cellulaire prépéritonéal, que l'on est autorisé à couper le *fascia transversalis* dans toute la hauteur de la plaie, encore faut-il se méfler, à la partie supérieure, de repousser le *péritoine en doigt de gant sur l'ongle de l'indicateur et de l'inciser.* En fin de compte, on décolle de bas en haut et de dedans en dehors la séreuse péritonéale et on arrive facilement sur nos deux vaisseaux après s'être guidé au besoin sur l'iliaque externe ; l'iliaque interne est liée près de sa première collatérale. — Charger dans les deux cas de *dedans en dehors*, pour éviter les troncs veineux.

III. — Ligature de l'épigastrique et de l'iliaque externe.

Indications. — On peut être appelé à lier l'épigastrique pour des plaies, surtout pour des plaies opératoires. Lorsqu'on débride les hernies étranglées au niveau de l'anneau inguinal profond, si on va trop en dedans, on est exposé à trouver le vaisseau. On peut également le léser dans certaines laparotomies latérales, lorsqu'on empiète vers l'hypogastre. Dieffenbach, peu scrupuleux en fait d'anatomie, appelait volontiers l'épigastrique : *un fantôme*. Le danger de la blesser est très réel, il s'en aperçut un jour où, en la coupant, il perdit un de ses malades. De plus dans le débridement des crurales qui se fait en dedans, on peut rencontrer une branche de l'épigastrique, c'est l'anastomose avec l'obturatrice ; tantôt, en effet, la branche anastomotique a un court trajet, côtoie la veine fémorale et il n'y a pas de danger de la léser ; tantôt, au contraire, *elle est longue et décrit une grande courbe qui embrasse justement la partie interne de l'anneau crural et on la coupe en agissant sur le ligament de Gimbernot, ce qui a fait préconiser le débridement en bas.*

Données anatomiques. — L'épigastrique naît en général à 15 millimètres au-dessus du pli de l'aîne, sa direction est donnée par une ligne partant à un centimètre en dedans et au-dessus du milieu de l'arcade, pour aboutir à l'ombilic. L'artère se termine dans la gaîne du grand droit en s'anastomosant avec la fin de la mammaire interne. Peu après sa naissance, elle donne la funiculaire et le rameau pubien ; — il faut donc lier aussi près que possible de l'origine, c'est-à-dire *au-dessous du cordon*, quand on veut pratiquer l'hémostase indirecte pour une lésion des branches.

L'artère accompagnée par deux veines est placée au début dans le tissu cellulaire qui double le péritoine ; elle croise en effet le cordon chez l'homme et le ligament rond chez la femme et se tient en dessous de ces faisceaux d'organes. Elle passe en dedans de la fossette inguinale externe (orifice inguinal profond), ce qui commande le débridement des hernies inguinales totales *en dehors.* Plus tard, l'épigastrique devient plus superficielle, à mesure qu'elle monte ; elle entre dans la gaîne du muscle grand droit dont elle suit le bord externe ; on peut la lier soit immédiatement au-dessous, soit immédiatement au-dessus du cordon, plus loin il ne s'agit plus que d'une ligature de nécessité.

Donnée physiologique. — Elle est trompeuse ; il est difficile de sentir les battements de l'artère au-dessus de l'arcade en son point d'origine.

Exploration. — L'exploration préliminaire consiste à rechercher le *milieu de l'arcade.*

Attitude. — Le *sujet* est couché sur le dos, le bassin élevé, le membre inférieur en abduction et en extension légère ;

Le *chirurgien* se tient en dehors.

Opération. — Après avoir cherché suivant le procédé classique la partie moyenne du pli de l'aine, on prend pour centre de l'incision un point situé à 1 centimètre en dedans et au-dessus du milieu de ce pli.

Les téguments sont incisés parallèlement à l'arcade dans l'étendue de *cinq centimètres environ*, on coupe ensuite l'aponévrose du grand oblique, puis on détache avec le doigt les muscles petit oblique et transverse qui sont peu adhérents à ce niveau à l'arcade de Fallope ; il ne reste plus qu'à relever et à abaisser le cordon suivant le cas, à isoler l'artère de ses veines *et à passer le fil*.

IV. — Ligature de l'iliaque externe.

Indications. — Rarement les hémorragies, plutôt les anévrysmes fémoraux (surtout la variété fémoro-iliaque). D'une façon générale, pour la ligature de l'iliaque externe, on compte un insuccès sur 5 interventions.

Données anatomiques. — Le vaisseau va de l'article sacro-iliaque à l'arcade crurale, et se trouve fixé au bord interne du psoas par un dédoublement du fascia iliaca. La veine est placée en dedans et en arrière ; de gros ganglions sont semés le long du vaisseau. Le nerf crural est plus en dehors, le nerf génito-crural est en avant, les vaisseaux du cordon, le ligament rond et l'artère utéro-ovarienne croisent l'artère qui est séparée du péritoine en avant et en dehors par du tissu cellulaire lâche. Deux branches collatérales : l'épigastrique, dont nous venons de parler, et la circonflexe iliaque ; point à retenir, les collaté-raux naissent relativement *près de l'arcade crurale*.

Donnée physiologique. — Battements quand on comprime le vaisseau sur l'éminence iléo-pectinée.

Opération. — Incision de 7 centimètres par-tant à trois centimètres de l'épine pubienne ou y aboutissant ; cette incision est parallèle à l'arcade, à quelques millimètres au-dessus. (On peut éga-lement se servir de la ligne décrite pour l'iliaque interne et l'iliaque primitive en la menant moins haut.) — Dans le cas où l'on fait l'incision paral-lèle à l'arcade, même technique que pour l'épigas-trique ; dans la profondeur on décolle le tissu cel-lulaire pour trouver le vaisseau, il faut en effet toujours pratiquer la ligature extra-péritonéale. On charge de dedans en dehors à cause de la veine.

RÉSUMÉ. — Pour toutes ces ligatures de l'ab-domen, l'attitude est univoque ; le *sujet* est sur le dos, les membres inférieurs étendus ; le *chirurgien* se tient en dehors. — *La longueur des incisions varie* un peu avec chaque vaisseau (1). *On charge de dedans en dehors.*

V. — Ligature de la fessière.

Indications. — Plaies, anévrysmes traumati-ques ou spontanés. Pour les anévrysmes, la mé-

______

(1) Se reporter par conséquent à chaque description.

thode de choix est celle que Delbet a préconisée.

Données anatomiques. — La fessière, que l'on nomme encore l'iliaque postérieure, est la plus volumineuse de toutes les branches fournies par l'iliaque interne. Dirigée en bas et en arrière, elle contourne la partie la plus élevée de l'échancrure sciatique et sort au-dessus du pyramidal pour se diviser en branches superficielle et profonde. La branche superficielle irrigue le grand fessier et la profonde donne au moyen et au petit fessier.

— Les plans à traverser pour arriver sur le vaisseau sont les suivants : téguments, aponévrose superficielle, muscle grand fessier, aponévrose sous-fessière.

Exploration. — Elle est ici très importante, elle comporte la recherche des divers points suivants : crête iliaque, épine iliaque postérieure et supérieure, grand trochanter, pointe la plus saillante de la crête iliaque, sommet du coccyx.

Il est inutile de se remémorer tous les procédés anciens : Diday, Bouisson, etc...; l'incision doit suivre une ligne allant de l'épine iliaque postérieure et supérieure au sommet du grand trochanter.

Attitude. — Le *sujet* est sur le bord de la table, couché sur le ventre, la pointe du pied *en dedans lors de l'incision, en dehors lors de la recherche.*

Le *chirurgien* se tient du côté à opérer.

Opération. — Incision *de 12 bons centimètres,* on la commence à 3 ou 4 centimètres au-dessous de l'épine iliaque postérieure et supérieure, on la recourbe lorsqu'on arrive près de l'épine, puis on suit la ligne iléo-trochantérienne dans l'étendue de 8 centimètres (Farabeuf). — On cherche la grande échancrure et le *tubercule fessier placé à 3 centimètres de l'épine iliaque postérieure et inférieure* ; ce tubercule est appréciable sous l'aponévrose. L'aponévrose sous-fessière est déchirée ; elle est mince surtout en dehors. Le doigt repère toujours le tubercule, c'est en avant de ce dernier qu'on pratique la ligature, autant que possible on doit aller poser le fil dans le bassin même, et ne pas lier simplement une branche à la place du tronc ; il faut, en effet, se souvenir que le trajet extra-pelvien de la fessière est très court, de 5 millimètres à 2 centimètres au grand maximum.

VI. — Ligature de l'artère honteuse interne et de l'ischiatique.

Indications. — Plaies, anévrysmes divers ; ligatures un peu exceptionnelles.

Données anatomiques. — Elles sont à peu *de chose* près les mêmes que pour la fessière. Les 2 artères naissent de l'iliaque interne, le plus souvent la honteuse interne représente la branche terminale de cette dernière artère. Chirurgicalement elles naissent au moment où elles sortent du bassin par la grande échancrure au-dessous du pyramidal ; l'ischiatique repose sur le petit ligament sacro-sciatique ; elles sont accompagnées chacune par leurs veines satellites.

A ce niveau, là où on doit les lier, *l'ischiatique se trouve en dedans, la honteuse interne en dehors à quelques millimètres ;* le nerf honteux interne est médian, placé entre les 2 vaisseaux. Si on envisage au contraire les rapports des deux artères plus bas, au-dessous de l'épine, là où la honteuse interne va replonger dans le bassin, la longue branche de l'ischiatique devient extérieure. Les nerfs petit et grand sciatiques sont très en dehors des vaisseaux qui nous intéressent.

Exploration. — Les points de *repère à rechercher* pour ces ligatures sont les suivants : superficiellement, l'épine iliaque postérieure et **supérieure**, le grand trochanter ; profondément l'épine sciatique, le bord inférieur du pyramidal.

Attitude. — La même que pour la fessière.

Opération. — Nombreux procédés de Bouisson, Marcellin Duval, Sappey, etc.

A 3 centimètres au-dessous de la ligne iléo-trochantérienne, on mène une incision suivant les fibres du grand fessier, elle mesure *11 à 12 centimètres*, on peut la recourber à la Farabeuf. Les artères se trouvent à l'union du 1/3 postérieur avec les 2/3 antérieurs de cette ligne qui commence à 3 centimètres de la crête sacrée. On divise les téguments, le grand fessier et on arrive sur l'aponévrose sous-fessière. On sent la petite épine et le bord inférieur du pyramidal ; là au niveau du bord supérieur du petit ligament sacro-sciatique, on déchire l'aponévrose avec le bec de la sonde cannelée. On cherche l'artère que l'on veut lier ; le plus souvent, on voit le nerf honteux interne, il suffit de se rappeler les rapports réciproques des 2 vaisseaux artériels pour lier l'un ou l'autre, après l'avoir isolé des veines satellites.

L'artère honteuse interne peut se lier au périnée sur le milieu de la ligne ischio-pubienne, un peu avant qu'elle donne la caverneuse et la dorsale de la verge. Je n'insiste pas davantage sur cette ligature exceptionnelle.

RÉSUMÉ. — Pour toutes ces ligatures de la fesse, la position est *toujours identique* (1) pour le sujet et l'opérateur.

Toutes comportent une *incision de 12 centimètres*. On charge habituellement de bas en haut et de *dedans en dehors* (fessière, ischiatique).

IV. — LIGATURES DES ARTÈRES DES MEMBRES

I. — MEMBRE SUPÉRIEUR

I. — Ligatures de l'axillaire.

Indications. — Ce vaisseau peut être lié en trois endroits différents : sous la clavicule, dans l'aisselle et enfin dans le creux deltoïdo-pectoral, suivant la méthode de Desault et Delpech. Nous

(1) Voir *Fessière*, p. 37.

abandonnerons ce procédé, qui n'a pas sa raison d'être en pratique : il mène sur la partie du trajet de l'artère où naissent presque toutes les collatérales ; cet argument a bien perdu un peu de sa valeur depuis les travaux sur la ligature aseptique des artères (Forgue) ; il n'en reste pas moins qu'on se trouve fortement gêné à ce niveau dans la boutonnière où plongent de grosses veines.

On a conseillé la ligature de l'axillaire dans les plaies de la main, de l'avant-bras et du bras ; les résultats ne sont pas encourageants.

Dans les plaies de l'axillaire, la thérapeutique est assez difficile. Dans les ruptures à la suite de tractions intempestives, dans les plaies par instrument tranchant ou par arme à feu, il est très souvent malaisé d'aller porter une ligature au milieu des caillots, des suffusions sanguines, au fond de cavités telles que l'aisselle et le creux sous-claviculaire. C'est pour cela que les anciens chirurgiens avaient essayé de tourner la difficulté en portant la ligature plus haut, en dehors du « champ hémorragique » et en s'adressant de parti pris à la ligature de la sous-clavière en dehors des scalènes (Le Fort). Depuis, Ch. Nélaton, à la Société de chirurgie en 1888, reprenant la question, a démontré qu'avec les nouvelles ressources de la chirurgie, surtout avec l'hémostase parfaite que nous possédons à l'heure actuelle, on doit, ici comme ailleurs, chercher à lier les deux bouts dans la plaie même. Cette méthode comporte de nombreux avantages. On peut parfaire ou redresser son diagnostic, voir s'il s'agit bien d'une hémorragie artérielle du tronc principal ou seulement d'une branche, on peut parer aux autres éventualités, en particulier à la blessure des troncs nerveux qui accompagnent les vaisseaux, enfin on se met mieux à l'abri de la gangrène et des hémorragies secondaires.

Il en est de même pour les anévrysmes faux ou vrais, artériels ou artérioso-veineux, d'ailleurs fort rares. Ici encore Le Fort a préconisé le procédé d'Anel, la ligature au-dessus du sac, la ligature de la sous-clavière en dehors des scalènes. Delbet, dans son mémoire sur le traitement des anévrysmes des membres, conseille au contraire la méthode ancienne modifiée par Purmann, ligature au-dessus et au-dessous du sac et extirpation si possible. La mortalité est deux fois moindre que dans les meilleures statistiques portant sur la ligature de la sous-clavière.

En résumé, partout au membre supérieur, même à l'axillaire : ligature des deux bouts dans la plaie pour les sections vasculaires; méthode ancienne modifiée pour les anévrysmes.

Voilà donc les ligatures de l'axillaire qui étaient autrefois des opérations exceptionnelles, presque des ligatures d'amphithéâtre, passées au rang d'interventions chirurgicales pratiques.

Données anatomiques générales. — L'artère naît au niveau de la clavicule pour se terminer au bord inférieur du grand pectoral, elle donne 6 branches collatérales : l'acromio-thoracique, les deux thoraciques, la scapulaire inférieure et les 2 circonflexes.

1. — LIGATURE SOUS LA CLAVICULE

Voyons tout d'abord la ligature sous la clavicule.

Données anatomiques. —A ce niveau, l'artère est médiane, les nerfs sont en dehors, la veine très grosse se trouve en dedans, *ce sont les mêmes rapports que pour l'aîne.*

Elle a pour couvert de nombreux plans très épais, les téguments, le peaucier qui descend parfois jusque-là, le chef claviculaire du grand pectoral, enfin l'aponévrose coraco-clavi-axillaire.On doit lier le vaisseau dans le triangle sous-claviculaire, au-dessus du bord supérieur du petit pectoral.

Il y a plusieurs écueils à éviter : c'est tout d'abord, en dehors, la crosse de la veine céphalique, c'est parfois aussi un rameau de la jugulaire externe qui vient se jeter dans la céphalique, enfin ce sont les vaisseaux acromio-thoraciques, artère et veinules, auxquels il faut prendre garde et qu'il faut ménager autant que possible.

L'exploration préliminaire consiste à rechercher le milieu de la clavicule, la coracoïde et l'articulation sterno-claviculaire; sur le vivant, on doit faire gonfler la veine céphalique,

Attitude. — Le *sujet* est sur le dos, un billot sous l'échine, l'épaule porte à faux ; l'*aide* maintient le bras et, grâce à ce levier, refoule en arrière et en haut le moignon de l'épaule ; le *chirurgien*, près du flanc, se tient en dedans des deux côtés.

Opération. — *A deux travers de doigt* en dehors de *l'article sterno-claviculaire*, sous la clavicule, vous tirez une incision *de 8 centimètres* qui se termine aux environs de la coracoïde, elle entame d'abord les téguments. Vous tombez ensuite sur le muscle pectoral avec sa mince aponévrose ; vous incisez le tout, c'est presque une désinsertion de la clavicule ; il y a pourtant intérêt à laisser une amorce pour faire les sutures musculaires. On arrive sur le sous-clavier, qui est *enveloppé dans un cornet* par l'aponévrose clavi-pectorale, vous incisez le feuillet superficiel et relevez le muscle après l'avoir dégagé à la sonde ; reste encore le feuillet profond, qui est incisé à son tour. Sentez les nerfs qui roulent en dehors, voyez bien la veine bleuâtre en dedans ; au milieu sous le nerf qui se rend au grand pectoral, excellent point de repère, vous liez après dénudation attentive ; l'aiguille doit être passée *de bas en haut, et de dedans en dehors*.

2. — LIGATURE DANS LE CREUX AXILLAIRE

Données anatomiques. — Dans l'aisselle, l'artère traverse le creux axillaire à l'union du 1/3 antérieur et des 2/3 postérieurs, elle est placée derrière le muscle coraco-brachial qui est son muscle satellite, elle devient accessible entre les 2 racines du médian, les nerfs sont en arrière d'elle, la veine est en dedans et en arrière, plus superficielle. •

Donnée physiologique. — Sur le vivant, on peut sentir les battements de l'artère en la comprimant sur la tête humérale.

Exploration. — Elle consiste à reconnaître les deux parois de l'aisselle, son sommet, le bord du coraco-huméral, c'est dans la dépression, entre la tête humérale et ce dernier muscle, que passe l'artère (mettre le membre en abduction et pronation forcée).

Attitude. — Le *sujet* est sur le dos, les *bras en croix perpendiculaires au tronc* et *non en haut* dans une abduction forcée; *l'aide* maintient l'avant-bras en position moyenne, en *se gardant de faire de la pronation*, ce qui altérerait les rapports; le *chirurgien* se met près du flanc.

Opération. — Il faut préférer le *côté gauche* dans les ligatures «d'amphithéâtre, de concours». On enfonce le doigt au *point culminant de l'aisselle* et on mène l'incision le long du bord du coraco-brachial, elle doit avoir *8 centimètres*. On coupe : peau et tissu cellulaire sous-cutané, avec précaution, à cause des veines; l'aponévrose est divisée sur le muscle coraco-brachial, on accroche le premier nerf (1), le *deuxième cordon est l'artère* ; il faut lier au-dessus des circonflexes, on charge d'arrière en avant.

II. — Ligatures de l'humérale.

Je m'appesantirai surtout sur la ligature de l'humérale au pli du coude et je ne dirai que quelques mots de la ligature, d'ailleurs beaucoup plus facile, à la partie moyenne du bras.

1. — LIGATURE AU PLI DU COUDE

C'est une ligature moins fréquente aujourd'hui qu'autrefois, depuis la suppression des saignées intempestives.

Indications. — Dans les plaies, on doit lier les deux bouts divisés, il ne faut pas tenter la ligature pour l'hémostase indirecte des branches de l'avant-bras ou des artères de la main, l'échec est la règle.

Pour les anévrysmes, on a recours à la méthode ancienne modifiée, ligature au-dessus et au-dessous du sac; il en est de même dans les anévrysmes artérioso-veineux, à la suite de la blessure de la médiane basilique, quand la compression échoue.

Données anatomiques. — L'artère repose sur le brachial antérieur, elle a pour couvert : la peau, le tissu cellulaire sous-cutané, la veine basilique, l'expansion aponévrotique du biceps.

(1) En allant d'avant en arrière.

Donnée physiologique. — Elle est fournie par les battements de l'artère, surtout chez les sujets peu musclés où le vaisseau n'est pas recouvert par le bord interne du biceps.

Exploration. — Elle consiste à fléchir l'avant-bras sur le bras, à prendre *bien exactement le milieu du pli du coude* en se basant sur les 2 saillies : épicondyle et épitrochlée ; on peut tracer ensuite la ligne artérielle le long du bord interne du biceps ; le plus souvent, il suffit de sentir la gouttière située entre le biceps et les muscles épitrochléens (1).

Attitude. — Le *sujet* est sur le dos, le membre est en supination ; les *aides* sont placés aux deux extrémités du membre ; le *chirurgien* se tient en dehors.

Opération. — La ligne indicatrice va du sommet de l'aisselle au milieu du pli du coude ; sur cette ligne et son prolongement, on mène une *incision de 6 centimètres*, trois centimètres au-dessus et 3 centimètres au-dessous du pli du coude, on suit le trajet oblique de l'artère le long du bord interne du biceps. En incisant les couches superficielles, il faut porter toute son attention sur la basilique qui doit être rejetée en dedans, on nettoie la plaie au doigt et à la sonde et on arrive sur l'expansion aponévrotique du biceps. A ce moment, on fléchit l'avant-bras, on reconnaît le bord

(1) Il faut prendre soin de faire saillir les veines.

supérieur de l'aponévrose précitée, on insinue la sonde cannelée dessous, en ayant bien soin de vérifier la prise, et on incise le bras de nouveau tendu. — On sent le paquet vasculaire; parfois il existe une veine en avant de l'artère, on dénude et on charge *de dedans en dehors*, pour éviter le médian, *c'est là un précepte un peu théorique*, car si la ligature est bien faite en bonne place, on doit à peine voir le nerf à la partie supérieure de la plaie.

2. — LIGATURE A LA PARTIE MOYENNE DU BRAS

Données anatomiques. — Le biceps est le muscle satellite; sauf chez les sujets peu musclés, il déborde l'artère qui repose sur la cloison intermusculaire interne. Le nerf médian, d'abord externe, croise l'artère en avant, pour devenir interne ensuite; *rarement* il croise le vaisseau en passant *derrière lui* (1).

Sur la ligne précédemment indiquée, à la partie moyenne du bras, on tire une incision de 6 centimètres, elle suit la gouttière qui répond au bord interne du biceps. Il faut se méfier de faire l'incision trop en arrière; on passe alors dans la loge postérieure, on prend le nerf cubital pour le médian et on lie la veine qui l'accompagne; j'ai vu plusieurs fois commettre cette faute.

On coupe l'aponévrose *sur le biceps*, puis on

(1) J'ai vu la chose se produire dans un concours.

incise le feuillet profond (gaîne postérieure du muscle); ainsi on risque moins de s'égarer.

On écarte le médian en dedans, on dénude l'artère avec précaution en l'isolant de ses veines satellites et on charge *de dedans en dehors*.

III. — Ligatures de la cubitale.

1. — LIGATURE A L'UNION DU 1/3 MOYEN ET DU 1/3 SUPÉRIEUR DE L'AVANT-BRAS

Indications. — C'est là une ligature d'amphithéâtre, d'ailleurs assez souvent demandée; elle présente peu d'indications en pratique. Les anévrysmes de la cubitale sont extrêmement rares; dans les plaies, il faut lier les deux bouts; dans un cas de plaie de la cubitale que j'ai pu observer (1), j'ai suivi cette conduite, c'était d'ailleurs une plaie de la partie inférieure de l'artère, la chose fut des plus faciles.

Données anatomiques. — Les données anatomiques qui doivent nous guider ici sont les suivantes : la cubitale, plus grosse que la radiale, naît comme cette dernière de l'humérale *à 3 centimètres au-dessous du pli du coude, à un centimètre au-dessous de l'interligne;* sa direction générale nous est donnée par une ligne qui va du milieu du pli du coude au côté externe du pisiforme.

Dans la première partie de son trajet, elle s'a-

(1) Il s'agissait d'un garçon de café qui manipulait un siphon, lorsqu'il lui éclata dans la main.

vance obliquement en dedans sous le pont des muscles épitrochléens, pour atteindre le bord externe du cubital antérieur ; c'est là portion inaccessible du vaisseau qui s'étend à quatre bons travers de doigt environ au-dessous de l'épitrochlée.

Dans sa deuxième portion, la cubitale côtoie le bord externe du cubital antérieur son muscle satellite. Elle est appliquée sur le fléchisseur profond, entre le cubital antérieur et le fléchisseur superficiel ; elle est située sous la peau, le tissu cellulaire sous-cutané et deux aponévroses ; le nerf cubital est en dedans ; elle est flanquée de deux veines collatérales.

Pour tracer la ligne d'incision, on prend la pointe de l'épitrochlée et le côté externe du pisiforme comme jalons, la ligne qui réunit ces deux points est très en dedans, *on a toujours tendance à aller trop en dehors ;* ici, pourtant, *tout est dans la ligne,* il faut bien s'en souvenir.

Attitude. — L'avant-bras du *sujet* est en supination, la main étendue inclinée sur le bord radial ; les *aides* soutiennent l'un le bras, l'autre la main ; le *chirurgien* se tient toujours en dedans.

Opération. — Le premier temps de l'opération consiste dans la recherche de l'artère. On incise dans l'étendue de 7 à 8 centimètres sur la ligne indiquée, en commençant ou en aboutissant à trois travers de doigt de l'épitrochlée. Une fois les téguments coupés, on cherche à voir à travers l'aponévrose le *premier interstice* musculaire à partir de la face interne du cubitus; si la ligne est bien tracée, on tombe de suite au bon endroit. *On sectionne l'aponévrose sur le fléchisseur sublime,* à 4 ou 5 millimètres en dehors de l'interstice. C'est alors que le chirurgien, fléchissant sur les extrémités inférieures, se baisse, soulève le fléchisseur et le confie à un écarteur, qui est tenu par un des aides. La deuxième aponévrose est fendue ensuite, après que le nerf cubital a été reconnu par transparence.

La deuxième partie de l'opération comporte la dénudation de l'artère, qui doit être faite avec minutie.

Dans un troisième temps, on charge le vaisseau de dedans en dehors pour éviter le nerf (1).

2. — LIGATURE AU 1/4 INFÉRIEUR DE L'AVANT-BRAS

Même ligne d'incision, même attitude, mêmes couches à traverser, même façon de charger le vaisseau; la ligature est simplement rendue plus facile, parce que l'artère est plus dégagée des muscles qui sont devenus tendineux, *incision de 5 centimètres.*

IV. — Ligatures de l'artère radiale.

1. — LIGATURE AU 1/3 SUPÉRIEUR DE L'AVANT-BRAS

Données anatomiques. — Comme la cubitale,

(1) À l'avant-bras, les vaisseaux (cubitale, radiale) sont plus médians que les nerfs de même nom.

la radiale naît de l'humérale à 3 centimètres au-dessous du pli du coude, elle se dirige tout d'abord obliquement en dehors, puis elle devient parallèle à l'axe de l'avant-bras. A sa partie supérieure, le vaisseau est placé entre le long supinateur (muscle satellite) et le rond pronateur. Les diverses couches à traverser sont : les téguments, l'aponévrose superficielle, une deuxième aponévrose, qui n'est pas autre chose que la gaîne du rond pronateur, dans la loge duquel l'artère se trouve située avec ses deux veines satellites. La branche antérieure du nerf radial est en dehors. La ligne d'incision va du milieu du pli du coude à la gouttière du pouls.

Attitude. — L'avant-bras du *sujet* est en supination ; un *aide* soutient le membre ; l'*opérateur* se tient en dehors.

Opération. — Sur la ligne sus-mentionnée, on fait une incision de *7 à 8 centimètres*, on divise les couches que nous avons indiquées, l'aponévrose sera coupée sur le long supinateur, qu'on écartera en dehors. Ceci fait, on apercevra l'artère par transparence dans la gaîne du rond pronateur ; on incisera cette gaîne, puis on dénudera suivant les règles et on chargera de *dehors en dedans* à cause du nerf.

2. — LIGATURE DANS LA GOUTTIÈRE DU POULS

Même ligne, même attitude que tout à l'heure.

Il suffit de se souvenir que l'artère est relativement superficielle, qu'elle est parfois même sus-aponévrotique. Incision de 4 centimètres sur le milieu de la gouttière du pouls, elle doit s'arrêter un peu au-dessus de l'extrémité inférieure du radius. Il faut avoir la main légère en coupant la peau et le tissu cellulaire sous-cutané et inciser également l'aponévrose avec beaucoup de précaution, dénuder et charger comme précédemment (le nerf est loin)(1).

3. — LIGATURE DANS LA TABATIÈRE ANATOMIQUE

Données anatomiques. — Au niveau du poignet, l'artère radiale change de direction et se porte obliquement de l'apophyse styloïde du radius à la partie supérieure du premier espace inter-osseux ; elle est située alors dans ce que l'on appelle la tabatière anatomique, limitée en dehors par les tendons réunis du long abducteur et du court extenseur du pouce, en dedans par le tendon du long extenseur du pouce. Le vaisseau traverse obliquement la gouttière dans sa partie inférieure ; couché profondément sur le scaphoïde et le trapèze, il est recouvert : par la peau, par le

(1) Dans un cas de plaie, chez un infirmier de l'hôpital du Dey, j'ai pratiqué la ligature des deux bouts tout à fait à la partie inférieure de la portion anti-brachiale de l'artère radiale. J. Brault, *Statistique*. (*Archives provinciales de chirurgie*, mars 1898).

tissu cellulaire où on trouve la veine céphalique et des filets nerveux provenant du radial, par l'aponévrose superficielle et enfin par un deuxième feuillet aponévrotique profond, séparé du premier par du tissu cellulo-adipeux lâche.

Attitude. — L'avant-bras du *sujet* repose sur le bord cubital ; le *chirurgien* est en dehors ; un *aide* soutient les doigts, une autre fixe l'avant-bras.

Opération. — Incision de *3 à 4 centimètres*, partant de l'apophyse styloïde. Sa ligne de direction est située à égale distance des tendons qui limitent la tabatière et parallèlement à eux. La peau sera incisée avec précaution, on ménagera les nerfs et la céphalique du pouce que l'on rejettera sur le côté. Section de l'aponévrose superficielle ; évitez d'ouvrir les gaines tendineuses ; dilacération du tissu cellulo-graisseux intermédiaire, section du feuillet aponévrotique profond, recherche de l'artère à la partie inférieure de la plaie. La main est un peu renversée sur son bord radial, on dénude l'artère et on la sépare de ses veines, on charge indifféremment.

V. — Ligature des arcades palmaires superficielle et profonde.

Indications. — Autrefois les plaies des artères de la main avaient un pronostic très sombre qui s'est beaucoup amélioré avec l'antisepsie et nos nouveaux moyens hémostatiques. Maintenant on doit toujours rechercher les deux bouts du vaisseau divisé dans la plaie, les ligatures indirectes sont mauvaises.

Données anatomiques. — L'arcade palmaire superficielle est formée par la cubitale qui s'anastomose avec la radio-palmaire, sa concavité regarde en haut; par sa convexité, elle donne les artères digitales. La courbe fournie par l'arcade descend à environ 1 centimètre au-dessus du pli moyen de la main, un peu au-dessus de la ligne de Bœckel; les couches à traverser pour y arriver sont : la peau, le tissu cellulaire, l'aponévrose palmaire.

L'arcade palmaire profonde s'étend du deuxième métacarpien au quatrième ; elle est constituée par la terminaison de la radiale et la cubito-palmaire, elle repose très profondément sur le plan osseux. Outre les plans déjà signalés pour l'arcade superficielle, elle est recouverte par les organes qui passent dans le canal carpien, nerfs, tendons, et aussi par l'aponévrose profonde.

On a proposé une foule de lignes d'incision pour la ligature des arcades palmaires, je n'en décrirai qu'une seule, permettant de lier au besoin et l'arcade superficielle et l'arcade profonde; d'ailleurs quand on va à la recherche d'une hémor-

---

(1) La ligne de Bœckel se trace de la façon suivante : on place le pouce en abduction forcée, son bord cubital donne la hauteur de la ligne, autrement dit, on prolonge ce bord transversalement sur la main et on a le tracé de Bœckel.

ragie de la paume, on ne sait pas toujours jusqu'où l'on sera conduit.

Donnée linéaire. — *Dans les deux cas, elle est la même, elle est représentée par une ligne allant du côté externe du pisiforme au deuxième espace interdigital.*

1. — Ligature de l'arcade superficielle

Attitude. — La main du *sujet* est en extension et repose sur sa face dorsale; un *aide* maintient les doigts et l'avant-bras; le *chirurgien* est en dehors.

Opération. — *Incision de 5 à 6 centimètres* sur la partie moyenne de la ligne indiquée, division de la peau, puis de l'aponévrose sur la sonde cannelée. On arrive sur l'arcade ou sur une de ses branches qui vous guide; dénudation; on charge indifféremment.

2. — Ligature de l'arcade profonde

Même ligne, incision un peu plus longue, 8 centimètres, la ligature ne varie que dans la profondeur. — Une fois l'aponévrose superficielle coupée, on s'occupe de rechercher le deuxième lombrical, qu'on libère d'un coup de sonde cannelée; ceci fait, on écarte les lèvres de la plaie, on porte en dedans les tendons fléchisseurs. C'est alors qu'on aperçoit, vers la limite supérieure de la plaie, par transparence, un cordon blanc nacré, c'est la branche profonde du nerf cubital qui constitue un excellent point de repère, puisqu'il croise l'artère en avant ou en arrière ; on incise l'aponévrose profonde et on dénude le vaisseau que l'on charge de préférence avec une aiguille de Cooper à très faible courbure.

Résumé. — *a*) Sauf pour les incisions qui se font dans la région du poignet et qui varient *de 3 à 5 centimètres*, toutes les autres doivent mesurer *de 7 à 8 centimètres.* — Les attitudes du sujet sont *variables*, le chirurgien se tient aussi très différemment, suivant le vaisseau à lier. La façon de charger est également *très variable* (1).

b) Pour toutes les ligatures qui se font sur l'avant-bras et sur la main, *l'extension est l'attitude d'incision, la flexion l'attitude de recherche.* A la jambe et au pied, il en est de même, je le dis ici une fois pour toutes.

II. — MEMBRE INFÉRIEUR

I. — Ligatures de la fémorale.

Indications. — Les plaies sont fréquentes ; en outre, il faut se souvenir que les anévrysmes poplités sont rangés parmi les plus fréquents.

La fémorale peut être liée : à la base du triangle de Scarpa, à la pointe de ce même triangle et enfin dans le canal de Hunter. Disons de suite que les ligatures dans les points extrêmes sont des

(1) Il est indispensable de se reporter à chaque ligature.

ligatures exceptionnelles ; car malgré ce qu'a dit Forgue sur la ligature aseptique des artères, on doit, autant que possible, s'en tenir encore au principe général qui consiste à rester aussi éloigné que possible des grosses collatérales. En liant sous l'arcade, vous risquez d'être trop près de la fémorale profonde; en liant en bas dans le canal, vous risquez d'être trop près de la grande anastomotique.

Les anévrysmes de la fémorale sont de 3 sortes : fémoro-iliaques, fémoraux purs, et fémoro-poplités. Après le plaidoyer de Delbet en faveur de la méthode de Purmann, on doit toujours chercher à recourir à l'extirpation dans les anévrysmes des membres. Toutefois, si on veut se servir de la méthode d'Anel, on doit reporter très haut la ligature ; très haut, sur l'iliaque externe dans les anévrysmes fémoro-iliaques ; très haut, au milieu de la cuisse, s'il s'agit d'anévrysmes fémoro-poplités.

Dans les traumatismes, dans les plaies nettes ou contuses, dans les plaies par armes à feu, dans les fractures du fémur, la fémorale peut être lésée. Ce qu'il y a de plus curieux pour un vaisseau de ce calibre, c'est que l'hémorragie s'arrête parfois spontanément ; on en a encore cité il y a quelques années un exemple qui s'est déroulé dans des circonstances particulièrement dramatiques dans un observatoire de Suisse. Mais, bien entendu, ce ne sont là que des répits momentanés, il faut procéder de suite à la ligature des extrémités divisées, dans la plaie même.

1. — LIGATURE A LA BASE DU TRIANGLE DE SCARPA

Données anatomiques. — L'artère est couchée dans l'intervalle qui sépare le psoas iliaque du pectiné; elle est recouverte par la peau, de nombreux ganglions et le *fascia crebriformis*; la veine se tient en dedans de l'artère; le nerf est beaucoup plus en dehors, dans la gaîne même du psoas.

Attitude. — Le *sujet* est sur le dos, la cuisse étendue; le *chirurgien* se place en dehors.

Opération. — Prenant très exactement le milieu de la ligne qui sépare l'épine iliaque supérieure et antérieure et l'épine du pubis, on fait une incision de *6 centimètres* débordant seulement l'arcade d'un centimètre par en haut. Incision des téguments et des 2 fascias celluleux dans lesquels sont compris les ganglions, incision du *fascia crebriformis* sur la sonde cannelée. On fléchit ensuite un peu le membre et on attaque la gaîne de l'artère par son côté externe, on lie tout près de l'arcade, en chargeant *de dedans en dehors* (1).

2. — LIGATURE A LA POINTE DU TRIANGLE DE SCARPA

Données anatomiques. — L'artère est placée

(1) Cette incision peut servir également à la ligature de la fémorale profonde.

au bord interne du couturier qui commence à la croiser, elle se tient sous la gouttière formée en dehors par le vaste interne, en dedans par les adducteurs; la veine fémorale, d'interne commence à devenir postérieure.

Même attitude que tout à l'heure, incision de *7 à 8 centimètres* comprenant successivement : les téguments, l'aponévrose que l'on coupe sur le bord même du couturier et enfin le feuillet postérieur de la gaine du même muscle après qu'on l'a récliné en dehors. On est alors sur la gaine artérielle qu'on attaque par le côté externe; on charge encore ici de *dedans en dehors*.

3. — LIGATURE DANS LE CANAL DE HUNTER (1)

Indications. — Après ce que j'ai dit des indications générales touchant la ligature de la fémorale, on comprendra que cette dernière intervention est surtout une ligature d'amphithéâtre, une ligature d'exception, je pourrais presque dire de « convention ». C'est en effet une « ligature anatomique, à temps classiques bien marqués, tout à fait indiquée, pour les concours et examens.

Données anatomiques. — La fémorale dans la

---

(1) Synonyme : *Ligature de la fémorale à l'anneau* ; il y a encore eu des hésitations à propos de cette dénomination dans un concours tout récent; quand un jury pose la question de la ligature de la fémorale à l'anneau, sans autre explication, il faut lier au-dessus de l'anneau du grand adducteur et non à l'anneau crural.

dernière portion de son trajet est située dans le canal des adducteurs dans le canal de Hunter. Elle est là, couchée dans un angle dièdre formé par le troisième adducteur et le vaste interne; cette gouttière est fermée en avant et en dedans par une aponévrose résistante qui va d'un muscle à l'autre. Cette lame aponévrotique, qui a la largeur d'un doigt et présente un développement en longueur d'une dizaine de centimètres, peut être considérée comme un renforcement de la gaîne des vaisseaux fémoraux, avec laquelle elle se confond en haut, en devenant de plus en plus celluleuse. Quelques rameaux nerveux et vasculaires la traversent, il faut surtout retenir l'orifice de la grande anastomotique et celui du nerf saphène interne qui est un point d'attaque pour insinuer la sonde sous le toit du canal de Hunter, au dernier temps de l'incision. L'artère est accompagnée par la veine fémorale qui est postérieure en haut et tend à devenir externe en bas. Les plans à traverser pour arriver jusqu'au vaisseau sont : les téguments, l'aponévrose d'enveloppe, le couturier que vous devez récliner en avant et en dehors et enfin l'aponévrose qui ferme le canal de Hunter.

Dans votre exploration préliminaire, vous devez rechercher le milieu de l'arcade de Fallope, la face postérieure du condyle interne; ce sont là les extrêmes de votre ligne d'incision; en haut, vous pouvez encore, à l'instar de Chauvel, prendre seulement du pubis ; pour rechercher ce dernier point, on doit recourir au mode de Farabeuf, se servir du pouce et de l'index pour saisir les deux épines pubiennes, comme entre les branches d'un compas. Malheureusement la ligne est longue et si vous manquez un peu de coup d'œil, si vous êtes tant soit peu troublé, vous risquez de mal tirer votre ligne et de vous perdre. Aussi je conseille, au moins pour les cas ordinaires, de recourir aux sensations données par les doigts. Recherchez le canal où passe l'artère à la main, par une palpation attentive et dessinez localement votre tracé. Il ne peut y avoir d'erreur que pour les sujets très gras ou encore très émaciés, c'est peut-être dans ce dernier cas, chose singulière, que les erreurs sont le plus faciles à commettre ; voici ce qui arrive, en incisant, on tombe en avant de la corde grêle du couturier et si on chemine plus avant, on tombe en plein vaste interne (1).

Attitude. — Le *sujet* est sur le dos, la cuisse repose sur sa face postéro-externe ; on doit changer d'attitude au moment de l'incision du canal ; à ce moment, on doit mettre le membre en flexion et en abduction, afin de faire saillir la corde du 3e adducteur, notre guide le plus sûr.

Opération. — A *quatre travers de doigt au-dessus* (*je dis* au-dessus *et non pas* sur), à quatre travers de doigt au-dessus de l'angle formé par le

(1) En pareil cas, pour éviter l'erreur, il faut se tenir sur la corde de l'adducteur dès la peau.

condyle interne avec la diaphyse fémorale, vous commencez ou vous finissez une incision *de 8 centimètres* qui intéresse tout d'abord les téguments. Ces téguments doivent être incisés avec précaution à cause de la saphène interne, si vous la coupez, ce ne sera peut-être pas une grosse faute au point de vue de la chirurgie, mais vous commettrez une incorrection opératoire.

Après avoir incisé les téguments, on tombe sur l'aponévrose qu'on incise sur le bord externe du couturier; après avoir récliné le muscle en dedans, on arrive en fin de compte sur l'aponévrose qui forme le canal. A ce moment, comme nous l'avons dit, on change d'attitude et on cherche la sortie du nerf saphène interne. Si vous ne voyez pas cet orifice, cherchez-le en grattant et en nettoyant l'aponévrose du tissu cellulaire qui peut la recouvrir. Une fois l'orifice trouvé, insinuez prudemment la sonde et fendez, vous êtes sur l'artère, *c'est le premier vaisseau qui se présente*, toutefois il faut savoir qu'il existe de temps à autre une veinule qui traverse l'artère en passant au-dessus; vous dénudez le vaisseau suivant les règles et vous chargez, en vous souvenant que la veine est postérieure.

II. — Ligature de la poplitée.

Indications. — Dans les cas de plaie, *on pratique la ligature sur les deux bouts; si la veine se trouve blessée on doit la lier également;* s'il s'agit

d'une lésion concomitante du fémur, il faut cherchez cependant à pratiquer la conservation, il est
toujours temps de sacrifier le membre si le sphacèle se produit (Poncet).

Dans les anévrysmes (ce sont les plus fréquents de toute l'économie), la compression réussit dans la moitié des cas. Lorsque ce procédé
médical un peu suranné échoue, une seule intervention s'impose, à mon avis, c'est l'extirpation suivant la méthode de Purmann (Delbet,
1889). Toutes les autres méthodes sont infidèles
ou dangereuses : les injections coagulantes, la
flexion forcée, les malaxations, la compression
directe, la compression élastique de Reid constituent des procédés plutôt douteux, qu'un chirurgien délibéré doit repousser. — La ligature au-
dessus de l'anévrysme (Anel) n'est pas exempte de
reproches, elle donne encore un nombre élevé de
décès et est parfois suivie d'accidents multiples.

Maintenant, si on envisage la médecine opératoire classique, on peut lier la poplitée dans deux
endroits, le premier point siège sur la moitié
supérieure du vaisseau, entre le demi-tendineux
et le demi-membraneux, *c'est le lieu d'exception* (1) ; la *ligature qui se demande* se pratique sur
la moitié inférieure, au milieu du creux poplité.

Données anatomiques. — L'artère s'étend du

(1) On utilise alors le procédé de Jobert de Lamballe. —
Il existe également un procédé pour lier l'artère poplitée à
la partie inférieure (procédé de Marchal de Calvi).

1/4 inférieur de la cuisse au 1/4 supérieur de la jambe, de l'anneau du 3e adducteur à celui du soléaire; elle mesure ainsi une quinzaine de centimètres en moyenne. Elle suit une direction légèrement oblique de haut en bas et de dedans en dehors. C'est très profondément qu'il faut aller la chercher, sous une épaisse couche de graisse, derrière l'articulation du genou, au fond de l'excavation losangique qui forme le creux poplité, elle est accompagnée par une veine très épaisse qui la déborde en dehors; le nerf sciatique poplité interne plus superficiel est encore plus extérieur.

Données physiologiques. — En comprimant fort, on peut sentir les battements du vaisseau.

Exploration. — On doit se préoccuper de la veine saphène externe et il faut rechercher très exactement le milieu du pli du jarret.

Attitude. — Le *sujet* est étendu sur le ventre, le membre en extension; le *chirurgien* se tient en dehors.

Opération. — Vous faites une incision de 10 centimètres dans l'axe du creux poplité. Après la section des couches superficielles : peau, tissu cellulaire, aponévrose; au moment de la recherche, on fléchit légèrement la jambe sur la cuisse. Après avoir reconnu successivement de dehors en dedans, le nerf et la veine, on dénude l'artère et on la charge en ménageant ces organes (1).

____

(1) Après la ligature de la poplitée, la circulation se ré-

III. — Ligature de la tibiale antérieure.

Indications. — La tibiale antérieure peut être liée dans toute la longueur de son trajet, mais on considère deux points d'élection en médecine opératoire : le 1/4 supérieur de la jambe et la région sus-malléolaire. En général, en pratique, on lie les deux bouts du vaisseau, là où se trouve la solution de continuité. A la suite de traumas divers, on peut constater des anévrysmes diffus, il faut lier de préférence sur la tibiale, si la chose est possible ; — quant aux anévrysmes spontanés, très rares d'ailleurs, on doit s'en tenir à la méthode de Purmann.

Données anatomiques. — L'artère tibiale antérieure provient de la bifurcation de la poplitée ; elle commence par perforer ce ligament interosseux qu'elle suit dans toute sa première portion et ne se termine qu'au milieu de l'espace inter-malléolaire au bord inférieur du ligament annulaire antérieur du tarse. *La ligne de direction s'inscrit de la gouttière anté-péronière (1) au milieu de l'espace intermalléolaire.*

Nous allons seulement examiner la ligature la

tablit par quatre groupes d'artères qui servent à assurer la circulation collatérale : 1° grande anastomotique et récurrente tibiale ; 2° articulaires proprement dites qui s'anastomosent entre elles ; 3° artères qui contournent le tibia et vont se jeter dans la tibiale antérieur ; 4° artères des gros nerfs qui deviennent sensibles après la ligature.

(1) En dehors du tubercule de Gerdy.

plus difficile, la ligature en haut. A ce niveau, l'artère est très profonde, couchée, plaquée pour ainsi dire, sur la membrane interosseuse avec ses deux veines satellites. Elle est au fond de l'interstice qui sépare la jambier antérieur de l'extenseur commun des orteils, le *premier très large*, le *second très étroit*.

Exploration. — Touchez la gouttière anté-péronière, le tubercule de Gerdy, le tendon du jambier, les malléoles.

Attitude. — Le *sujet* est dans le décubitus dorsal, la jambe allongée, tournée en dedans; les *aides* fixent la jambe et le pied et prennent soin de relâcher les tendons durant la recherche, le *chirurgien* se tient en dehors.

Opération. — Sur la ligne indiquée, à trois travers de doigt au-dessous de la tête du péroné (ici, on ne peut pas sentir d'interstice, l'aponévrose est trop tendue), on fait à la peau une incision *de 10 centimètres*. Après la division des téguments, on nettoie l'aponévrose au besoin avec le doigt et on va à la recherche de la crête du tibia; tout près de cette dernière, on incise la loge aponévrotique antérieure de la jambe et dans la boutonnière on introduit horizontalement une sonde cannelée qui ne doit s'arrêter que devant la limite formée par la cloison des péroniers, cloison qui limite la loge externe. Après avoir ouvert transversalement, on cherche l'interstice qu'on reconnaît le plus souvent à une traînée graisseuse. Une fois la sonde cannelée insinuée préalablement au niveau de l'interstice, on incise longitudinalement l'aponévrose au-dessus et au-dessous de la division transversale. — La recherche du vaisseau commence ensuite au fond de la rainure musculaire, l'aide fléchit fortement le pied, un autre écarte et vous voyez alors l'artère que vous isolez et liez sur le ligament interosseux. On *charge de dehors en dedans*, le nerf étant extérieur (1).

IV. — Ligature de l'artère pédieuse.

Indications. — Dans les plaies, lier les deux bouts ; les anévrysmes sont rares ; on doit enlever la poche.

Données anatomiques. — L'artère va du milieu de l'espace inter-malléolaire au 1er espace interosseux ; il y a parfois des anomalies, la pédieuse est alors remplacée par la péronière antérieure. Le muscle satellite est le pédieux et non le muscle extenseur propre du gros orteil. Elle est flanquée de deux veines ; le tibial antérieur est le plus souvent en dedans.

La ligne d'incision va du milieu du cou-de-pied à l'extrémité postérieure du 1er espace. Il

(1) Pour la ligature à la partie inférieure de la jambe, même ligne, même attitude, chercher l'artère entre le tendon du jambier antérieur et l'*extenseur propre du gros orteil*. Incision de 6 à 7 centimètres, charger de *dedans en dehors*.

faut bien explorer les malléoles, pour prendre exactement le milieu de l'espace intermalléolaire. Nous conseillons de « tricher » un peu sur la ligne et de la reporter de 3 millimètres environ en dehors; on arrive mieux ainsi sur le vaisseau.

Attitude. — Le *sujet* a le pied dans l'extension; les *aides* le maintiennent ainsi que la jambe, le pied sera fléchi pour la recherche; le *chirurgien* se tient en dehors à droite, en dedans à gauche.

Opération. — Incision de 4 centimètres sur la ligne indiquée. On coupe les téguments, on reconnaît le tendon extenseur et le bord interne du pédieux; on doit diviser ensuite deux aponévroses, celle qui fait suite au ligament annulaire et enfin l'aponévrose du pédieux. Après cela, on récline le muscle et on voit l'artère flanquée de ses deux veines. Dénudation minutieuse, charger indifféremment (on charge cependant de *dedans en dehors*, en raison de la position la plus fréquente du nerf).

V. — Ligature de la péronière.

Cette ligature n'a pas d'histoire, elle n'est pour ainsi dire pas sortie de la pratique des amphithéâtres, et c'est avec peine que Le Fort a pu en retrouver un cas de Guthrie, à la bataille de Waterloo.

Si, par hasard, vous vous trouvez en face d'une plaie de ce vaisseau, essayez tout d'abord la formule générale : tâchez de lier les 2 bouts dans la plaie ; si vous n'y parvenez pas, il faut vous résoudre à porter votre ligature dans la partie supérieure du mollet, car c'est le lieu d'élection pour la pose du fil.

Après un court trajet oblique, la péronière descend verticalement derrière le péroné, entre le jambier postérieur et le fléchisseur propre du gros orteil, appelé encore fléchisseur péronier. Plus loin, tout en s'affaiblissant un peu comme volume, elle pénètre dans la gaîne du fléchisseur propre, ce qui rend sa ligature beaucoup plus pénible. Elle est accompagnée par deux veines satellites qui la flanquent ; le nerf tibial postérieur qui est, médian par rapport aux artères jambières postérieures, est déjà assez loin en dedans.

Les couches que vous rencontrez pour aller à la recherche du vaisseau sont les suivantes : téguments, aponévrose d'enveloppe, muscle jumeau externe, soléaire. On peut traverser ces derniers plans ou les contourner ; de là deux routes, deux procédés, nous allons y revenir.

Avant d'opérer, vous rechercherez la tête du péroné et surtout *le bord externe de cet os*, qui est le meilleur point de repère. Les veines superficielles sont peu importantes en l'espèce, et en temps habituel, il est à peu près superflu de vous en préoccuper.

La donnée linéaire est instituée par une ligne qui va du bord postérieur de la tête du péroné, au bord externe du tendon d'Achille, dans la région des malléoles.

Attitude. — Le *sujet* est couché sur le ventre, le membre un peu fléchi et reposant sur sa face antéro-interne ; l'*aide* se tient prêt à écarter ; le *chirurgien* se tient en dehors.

Opération. — Nous avons dit tout à l'heure qu'il y avait deux chemins, celui de Malgaigne et celui de Chassaignac.

Le premier est le plus sûr, par cette méthode de Malgaigne, on risque moins de s'égarer. On agit par décollement, au lieu de traverser le soléaire. — Voici ce procédé dans tous ses détails : à deux bons travers de doigt au-dessous de la tête du péroné et immédiatement derrière le bord externe du péroné, on commence ou on termine, suivant le côté, une incision *de 12 cen-timètres.* On divise les téguments, l'aponévrose superficielle, on récline le jumeau externe. Ici, il faut redoubler d'attention, quelquefois ce muscle est grêle, il fuit avant que vous l'aperceviez et alors le temps n'existant plus, vous risquez de commettre une erreur ; il faut y penser. — Le jumeau est récliné, vous incisez alors le soléaire derrière le bord externe du péroné ; après quelques mouvements de va et vient de votre bistouri, vous voyez bien au fond de votre plaie, vous êtes dans la bonne voie ; incisez l'aponé-vrose qui se trouve sous le soléaire et réclinez le tout, vous êtes devant le paquet vasculaire, vous n'avez plus qu'à isoler l'artère et à la charger *de dedans en dehors*, ou, si vous voulez, indifféremment, car le nerf est très loin.

Voilà pour le procédé de Malgaigne ; deux mots de celui de Chassaignac, qui est renouvelé de la ligature de la tibiale postérieure. On fait l'incision à un travers de doigt derrière le bord externe du péroné, à la même hauteur que tout à l'heure et on traverse le soléaire, au lieu de le décoller.

Je sais quelqu'un qui, dans un concours important, a manqué l'artère pour l'avoir cherchée par ce procédé (1) ; je vous conseille donc de vous en défier.

VI. — Ligature de la tibiale postérieure.

L'artère tibiale postérieure est liée en deux points, derrière la malléole interne, au milieu de l'espace compris entre la malléole et le tendon d'Achille ; ou encore dans la moitié supérieure de la jambe.

1. — Ligature a la partie inférieure

On trouve assez facilement l'artère sur la ligne indiquée (2) (6 centimètres), après avoir coupé les téguments et deux aponévroses. Elle se tient entre les tendons du jambier postérieur et du fléchisseur commun d'une part et les tendons

(1) Inutile de dire que, dans les exercices que nous faisions ensemble, il ne répétait jamais plus que le procédé de Malgaigne.

(2) Ligne menée à égale distance du bord interne du tendon d'Achille et de la malléole interne.

du fléchisseur propre et d'Achille, d'autre part ; elle est accompagnée par deux veines ; le nerf est externe et un peu en arrrière.

2.—LIGATURE DANS LA PARTIE SUPÉRIEURE DE LA JAMBE

Indications. — L'artère tibiale postérieure a été liée très rarement ; la plupart du temps, la ligature a été pratiquée pour des plaies.

Données anatomiques. — L'artère naît de la bifurcation du tronc tibio-péronier, elle croise en diagonale très allongée de dehors en dedans la face postérieure du tibia, elle se rapproche donc en descendant du bord interne de ce dernier os(1). Là où nous cherchons à la lier, elle se trouve en rapport avec le jambier postérieur, elle est recouverte par les téguments, l'aponévrose superficielle, le jumeau interne, le soléaire, l'aponévrose profonde ; le nerf se trouve assez en dehors.

Attitude. — Le *sujet* est sur le dos, la jambe fléchie, le genou écarté en dehors, le mollet portant à faux ; le *chirurgien* se tient en dehors.

Opération. — Incision *de 10 centimètres*, à un travers de pouce en dedans du bord interne du tibia. Section de la peau, de l'aponévrose ; libération et écartement du jumeau interne ; incision du soléaire ; reconnaître *l'aponévrose tendineuse intermusculaire*, puis, après avoir coupé avec précaution les dernières fibres musculaires, saisir le

---

(1) Deux veines l'accompagnent.

paquet vasculaire, isoler l'artère et charger *de dehors en dedans.*

VII. — Ligatures de la plante du pied.

Ces ligatures sont exceptionnelles.

On peut chercher à lier : soit à la bifurcation de la tibiale postérieure, soit encore les artères plantaires interne ou externe, et enfin l'arcade.

1. — BIFURCATION.

La bifurcation a lieu au niveau d'un point déterminé par l'intersection des 2 lignes suivantes :

1° Une ligne abaissée de la partie postérieure de la malléole interne ;

2° Une ligne passant par la saillie du scaphoïde et la petite apophyse du calcanéum.

Sur le trajet de la ligne scaphoïdo-calcanéenne, à partir du scaphoïde, on incise jusqu'à un grand doigt derrière la ligne malléolaire sus-mentionnée ; on coupe la peau, on sectionne l'aponévrose au bord supérieur de l'adducteur du gros orteil, on récline le muscle, on coupe enfin l'aponévrose profonde sur la sonde et le paquet apparaît : l'artère avec ses deux veines, le nerf est plus profond.

2. — PLANTAIRE INTERNE

A partir de la ligne rétro-malléolaire, mener une incision *de 8 centimètres* environ sur une ligne allant du premier espace interdigital à l'union du 1/4 interne avec les 3/4 externes du talon. Après incision des téguments et de l'aponévrose, dégagement du court fléchisseur qu'on écarte. Le nerf plantaire interne se voit alors à travers l'aponévrose, sur la face plantaire de l'accessoire du long fléchisseur commun; en arrière et un peu en dehors du nerf, se rencontre l'artère avec ses veines.

3. — PLANTAIRE EXTERNE

Sur une ligne allant du 3e espace interdigital à la partie moyenne du talon, à partir de la ligne post-malléolaire, on incise dans l'étendue de *8 centimètres*.

Incision des téguments, incision de l'aponévrose moyenne, dégagement du bord externe du court fléchisseur plantaire qu'on écarte, reconnaissance du paquet vasculo-nerveux recouvert par une dernière aponévrose et appliqué sur la face superficielle de l'accessoire du long fléchisseur commun.

Section de cette dernière aponévrose et isolement de l'artère.

4. — ARCADE

Incision *de 8 centimètres*, sur la même ligne que tout à l'heure, mais prendre pour milieu le point d'intersection de cette ligne avec une autre ligne transversale allant de la pointe du 5e métatarsien à la tête du 1er métatarsien. On doit chercher l'arcade sous l'abducteur oblique et sous l'aponévrose inter-osseuse.

Résumé. — Sauf pour la pédieuse (4 centimètres), presque toutes les autres incisions du membre inférieur varient de *8 à 10 centimètres*.

L'attitude et la façon de charger sont *trop variables* pour prêter à des considérations générales (1).

(1) Pour les opérations sur les veines : saignée, injections intra-veineuses, je renvoie aux livres de petite chirurgie.

D'autre part, les ligatures ou les résections veineuses ne présentent pas de difficultés sérieuses.

Hémostase. — Quand il s'agit d'artères, on doit faire la ligature des 2 bouts dans la plaie ou la compression *directe* (artères du crâne); quand ce sont les veines qui sont en jeu, il faut encore faire de la compression *directe* et un pansement compressif de tout le membre.

Epistaxis. — Tamponnement antérieur à la gaze ou au coton hydrophile, rejeter le tamponnement postérieur, cautériser au besoin le point qui saigne, en s'éclairant à l'aide du spéculum et du miroir frontal.

DEUXIÈME PARTIE
RECHERCHE DES NERFS

I. — NERFS DES MEMBRES

Pour la recherche des nerfs des membres, la plupart des incisions des ligatures sont applicables (1) ; la technique opératoire, *sauf la ligature proprement dite*, est également très semblable.

II. — NERFS DE LA TÊTE.

I. — DÉCOUVERTE DU FRONTAL EXTERNE

Elle est des plus simples ; elle se fait au niveau de l'échancrure sus-orbitaire à la jonction des 2/3 externes et du tiers interne de l'arcade ; une incision de 3 centimètres suffit.

II. — NÉVROTOMIE DU SOUS-ORBITAIRE DANS SON CANAL

Elle n'est pas beaucoup plus difficile.

Opération. — Voici ses principaux temps : incision de 3 centimètres parallèlement au bord inférieur de l'orbite, le milieu se trouve sur la

(1) Les trajets du médian, du sciatique et de ses branches : poplité interne et externe, etc..., sont trop connus pour que j'insiste.

même ligne que l'échancrure sus-orbitaire, on va
jusqu'au périoste qu'on incise et qu'on décolle
sur le plancher de l'orbite dans l'étendue de 2
centimètres; on fait sauter ensuite la paroi supérieure du conduit osseux et on résèque le nerf
aussi haut que possible, après l'avoir chargé.

III. — RÉSECTION DU NERF DENTAIRE INFÉRIEUR

Elle se fait avant son entrée dans le conduit
dentaire, grâce à une trépanation de la branche
montante.

Opération. — L'incision contourne l'angle
de la mâchoire, elle remonte à 2 centimètres
au-dessus de cet angle et s'arrête en avant à
un centimètre du bord antérieur du masséter.

On trépane à égale distance des bords antérieur et postérieur et à mi-chemin sur la branche
montante (1).

IV. — RÉSECTION DU NERF MAXILLAIRE SUPÉRIEUR

Pour la résection du nerf maxillaire supérieur,
dans la fosse ptérygo-maxillaire, du ganglion de
Meckel et du ganglion de Gasser, je renvoie aux
traités de chirurgie nerveuse.

V. — RECHERCHE DU SPINAL

Elle s'effectue grâce à une incision rétro-sterno-
mastoïdienne, qui va du bord supérieur du thyroïde à l'angle de la mâchoire; une ligne analo-

(1) La même voie, en allant un peu plus en avant, peut
servir pour le nerf lingual.

gue, mais montant un peu plus haut, servira pour
le pneumogastrique.

VI. — RÉSECTION DU SYMPATHIQUE CERVICAL

Elle a acquis une certaine importance en chirurgie, dans ces derniers temps.

Opération. — C'est encore par la voie rétro-
sterno-mastoïdienne qu'il faut aborder le cordon
et les ganglions du sympathique. L'incision a 12
centimètres, et part au-dessous de la pointe de la
mastoïde; après avoir coupé l'aponévrose, on
recherche le spinal qu'on respecte; on trouve
au-dessous quelques branches du plexus cervical
superficiel, qu'on est obligé de sacrifier. Une fois
le paquet vasculaire bien écarté, on cherche le
tronc du sympathique à la partie moyenne du cou
sur le plan prévertébral, immédiatement en
dedans des tubercules antérieurs des apophyses
transverses. En suivant le tronc, on monte vers le
ganglion supérieur qu'on résèque et on descend
vers le moyen qu'on enlève également (1); il est
beaucoup plus difficile d'aborder l'inférieur; on
s'en tient d'ailleurs d'habitude à cette résection
partielle.

(1) Ménager, si possible, la thyroïdienne inférieure.

TROISIÈME PARTIE

AMPUTATIONS

I. — PRÉCEPTES GÉNÉRAUX POUR LES AMPUTATIONS ET LES DÉSARTICULATIONS

Données anatomiques. — Ici, comme pour les ligatures, on doit faire un retour sur ses connaissances anatomiques et choisir parmi ces dernières toutes celles qui importent à la bonne conduite de l'intervention. Ce choix est délicat.

L'important, en pareille matière, est aussi de savoir se reconnaître promptement et aisément à travers les téguments et les diverses parties molles. L'anatomiste n'a pas l'habitude de *s'orienter sur les tissus revêtus de leur couverture cutanée;* il y a là un apprentissage, une éducation à faire, même pour les meilleurs.

Attitude. — Pour les amputations dans la continuité aussi bien que dans la contiguïté, l'attitude du sujet, des aides, du chirurgien, prend une importance encore plus manifeste que dans les interventions dont nous avons parlé précédemment.

Pour les parties molles, règle générale, le chirur-

GIEN SE TIENT DE MANIÈRE A RÉTRACTER LUI-MÊME LES TÉGUMENTS AVEC SA MAIN GAUCHE. *A la racine des membres (hanche, cuisse, épaule), l'opérateur se tient en dehors; plus bas, il adopte la règle générale; plus bas encore (main, pied), il se tient face à l'extrémité. Pour le sciage* (1) *de l'os, d'une façon générale, le chirurgien se tient à l'opposite de tout à l'heure, faisant rétracter par les aides* (2).

Beaucoup d'élèves oublient trop souvent la rétraction des téguments, c'est pourtant un point de la plus grande importance.

Dans chaque opération, il y a une *clef*, une sorte de « *truc* » opératoire, qu'on nous pardonne l'expression; nous aurons soin d'y insister à propos de chaque cas.

On doit toujours se souvenir qu'il ne faut pas *faire de force avec le couteau*, ce dernier doit être manié d'une main agile, il doit « scier » et *non couper par pression.* — La *main gauche* au contraire doit être *très active, toutefois sans brutalité;* elle aide l'instrument tranchant, elle présente les choses au couteau qui doit toujours être *promené perpendiculairement aux obstacles à trancher.* Quand on incise, on doit attaquer franchement avec le talon du couteau et non avec les parties du

(1) Cette position est commandée par la manœuvre de la scie, on doit scier en adduction, c'est la position du menuisier qui scie une planche sur son établi.

(2) Dans une amputation, il faut changer deux fois de position, mais pas plus.

tranchant voisines de la pointe ; c'est là une faute contre laquelle j'ai dû m'élever constamment au cours des travaux pratiques. *Jamais les élèves ne se servent assez de la main gauche*, qui fait pourtant la *plus grande partie de la besogne de celui qui sait s'en servir utilement*. Les débutants ont trop fréquemment l'habitude d'attaquer les *brides* « obliquement » avec la pointe du couteau qui perd alors une grande partie de son effet et ne produit pas des sections suffisamment nettes. En outre, *il faut se souvenir que le tranchant du couteau ne doit jamais menacer les parties à conserver.*

Confection des moignons. — Trois méthodes principales sont en présence :

1° *Méthode circulaire,* avec ses variantes (circulaire à fente, elliptique, ovalaire) ;

2° *Méthode à un lambeau ;*

3° *Méthode à deux lambeaux* (1).

Voici les principales mesures à retenir pour la couverture du moignon :

1° **Méthode circulaire.** — La mesure habituelle est le rayon, plus 3 centimètres, longueur égale au diamètre moins un centimètre. (*Le diamètre doit toujours être pris dans le sens antéropostérieur du membre.*)

(1) On considère 4 temps dans une amputation : 1° le tracé cutané ; 2° la taille des parties molles ; 3° le sciage des os, ou la désarticulation ; 4° le parage du moignon.

Voici les mesures que nous proposons pour les diverses régions :

Bras. — *Prendre à peu près le diamètre en dedans, le diamètre moins un travers de doigt en dehors.*

Avant-bras. — *Le diamètre antéro-postérieur.*

Cuisse. — *A peu près le diamètre en dehors, le diamètre plus deux travers de doigt en dedans.*

Jambe. — *Le diamètre moins un travers de doigt en avant moins deux travers de doigt en arrière.*

2º Méthode à un seul lambeau. — *D'une façon générale : longueur, le diamètre plus deux travers de doigt ;* largeur, un peu plus de la 1/2 circonférence du membre.

3º Méthode à deux lambeaux. — *En général, chaque lambeau doit avoir le 1/2 diamètre plus un travers de pouce.*

On le voit déjà et on le verra encore davantage au cours de nos démonstrations, *pour les mensurations, il ne faut pas se servir d'autre chose que du couteau et des doigts,* tous les autres procédés font perdre du temps et sont beaucoup moins pratiques. On *doit être large pour les mensurations, il vaut mieux prendre trop que pas assez.*

Dernière recommandation, qui ne souffre pas d'exception, *on ne doit jamais prendre ses mesures avant d'avoir fait rétracter préalablement les téguments.*

Taille des parties molles. — *1º Méthode circulaire.* — Dans la majorité des cas, on dissèque une petite manchette cutanée, ou on libère largement les téguments. Il y a deux modes de coupe pour les muscles : 1° la méthode de Béclard-Dupuytren, qui consiste à *faire une première coupe jusqu'à l'os, suivie d'une recoupe accomplie dans les mêmes conditions*; 2° la méthode de Desault, dans laquelle on *pratique une première coupe musculaire superficielle, puis une deuxième coupe musculaire profonde*; les deux sont utilisées suivant les besoins (1). Il est une question qui embarrasse souvent les élèves, c'est la façon de traiter les tendons des muscles dans les amputations de la main et du pied. Les tendons extenseurs doivent être coupés de bonne heure et le plus près possible de la racine du membre; les fléchisseurs en dernier lieu, et assez près de l'extrémité des lambeaux.

Huit de chiffre. — Le huit de chiffre, destiné à couper les dernières fibres musculaires sur les os, s'exécute de la façon suivante : *on commence la pointe basse sur la face la plus éloignée de l'os le plus éloigné, on circonscrit ce dernier, on pénètre dans l'espace inter-osseux, qu'on fend largement en allant vers l'extrémité qui doit tomber, on revient*

(1) Pour tracer les circulaires, on ne prend plus les positions forcées d'autrefois et on ne cherche plus à faire le tour du membre, en un seul temps, on le circonscrit par 2 U qui se regardent; on doit attaquer le bras passé sous le membre, la pointe verticale, on finit la pointe tout à fait basse; ceci fait, on trace l'U supérieur en attaquant la pointe basse et en finissant la pointe tout à fait haute.

sur l'os rapproché et on finit la pointe haute; tout à l'heure, le bras de l'opérateur était passé par-dessus le membre, pour le 2e temps, on passe sous ce dernier, on attaque la pointe haute, pour terminer la pointe basse, c'est l'inverse de ce qui a été fait précédemment.

Compresses, écarteurs. — Avant le sciage, on protège les parties molles à l'aide d'écarteurs ou de compresses : compresse à 2 chefs, s'il n'y a qu'un os ; à 3 chefs, quand il y en a 2. Le plein de la compresse doit être en arrière, les chefs sont ramenés en avant.

2° Méthode à lambeaux. — Les lambeaux peuvent être taillés *par transfixion*, ou encore de dehors en dedans. On abandonne de plus en plus la *transfixion et les entailles successives, pour circonscrire les lambeaux*, avant de passer à leur dissection définitive. — Eviter de tailler leur extrémité en bec de flûte; il faut plutôt couper presque carrément en arrondissant. *Un couteau court est mieux en main qu'un couteau long, il faut savoir s'en souvenir.*

Section des os. — Nous ne revenons pas sur la position à prendre, le principe est de toujours commencer le sciage sur l'os le plus mobile. *On doit marquer la voie avec l'ongle du pouce, commencer et terminer lentement, aller d'un bout de la scie à l'autre.*

Parage du moignon. — C'est un temps qu'il ne faut jamais oublier; il faut *lier les artères et*

réséquer tous les troncs nerveux. On doit s'habituer
à la chose dans les exercices d'amphithéâtre, pour
ne rien laisser échapper dans la pratique; d'autant qu'il y a intérêt à opérer sur le vif de la
même manière que sur le cadavre et *à rechercher
anatomiquement les vaisseaux et les nerfs avant de
faire le pansement et de lâcher, en fin de compte,
le tube d'Esmarch.*

Cette méthode nous a permis de ménager le
sang de nos sujets presque mourants, lors du ra-
patriement de Madagascar (1). Quelques chirurgiens inexpérimentés, après s'être appliqués à
faire un beau moignon, oublient en partie le dernier temps dont nous parlons ici : ils lient les
artères, mais ne pensent pas à réséquer les nerfs;
c'est cependant indispensable. Nous avons dû
intervenir plusieurs fois pour corriger des moignons de cette sorte et extirper de volumineux
névromes.

II. — AMPUTATIONS DU MEMBRE SUPÉRIEUR

I. — Amputation de l'avant-bras.

L'amputation de l'avant-bras peut se faire au
1/3 inférieur, au 1/3 moyen, ou au 1/3 supérieur.

Au 1/3 inférieur, on pratique l'amputation circulaire de Sédillot, avec deux petits lambeaux
taillés par transfixion (méthode mixte);

(1) Voir J. Brault, *Traité des maladies des pays chauds,*
1899, p. 241.

Au 1/3 moyen et au 1/3 supérieur, on est obligé de *fendre la manchette en arrière*, on peut se servir également de l'amputation à 2 lambeaux.

Il faut garder le plus possible, c'était déjà le précepte d'Ambroise Paré; la cicatrice doit être à l'abri des pressions de l'appareil prothétique : manchon muni d'un crochet ou main artificielle; il faut, autant que faire se peut, qu'elle ne soit pas périphérique et se cache entre les 2 os.

Indications. — Lésions traumatiques graves, gangrènes diverses, phlegmons diffus, ostéo-arthrites purulentes ou tuberculeuses du poignet, s'accompagnant de fusées, surtout chez des gens âgés; alors que la résection n'est plus de mise; cancroïdes étendus de la main (1).

Données anatomiques. — L'avant-bras, chez la femme et chez l'enfant, est potelé, arrondi, régulier; chez l'homme vigoureux, il est prismatique en haut (2/3 supérieurs), aplati d'avant en arrière (1/3 inférieur).

Le squelette est formé par deux os à section triangulaire. Ces 2 os sont réunis en haut en et bas et séparés au milieu par l'espace interosseux; cet espace, variable avec les attitudes, est occupé par la membrane interosseuse. Le radius tourne autour du cubitus, qui est fixe.

Voyons maintenant les parties recouvrantes,

(1) J'ai eu l'occasion de la pratiquer une fois pour phagédénisme tropical compliqué de pourriture d'hôpital. J. Brault, *Annales de dermatologie,* 1897.

et tout d'abord les téguments. La peau est glabre, mince, fine, lisse en avant, velue et plus épaisse au côté postéro-externe. Elle est partout mobile et très rétractile, sauf au niveau de la crête du cubitus. On y rencontre des vaisseaux et des nerfs superficiels, cutanés externe et interne.

L'aponévrose d'enveloppe est adhérente aux muscles, surtout en haut et en dehors, elle adhère aussi superficiellement à la peau, mais par des tractus assez lâches.

Les muscles forment deux grandes masses antérieure et postérieure, charnues en haut, tendineuses en bas. Ils sont divisés en 2 étages, les profonds s'insèrent sur les os et se rétractent peu, les muscles externes, au contraire, présentent de longues fibres et sont très rétractiles (radiaux, long supinateur). En avant, les muscles s'insèrent à l'épicondyle, les fléchisseurs profonds prennent attache sur les 2 os de l'avant-bras; en arrière, les muscles s'insèrent tous à l'épicondyle ou à la face postérieure du cubitus.

Restent les vaisseaux et les nerfs. Dans la vallée qui sépare le long supinateur du rond pronateur et plus loin du grand palmaire, coule l'artère radiale; c'est seulement en bas qu'elle devient superficielle. La cubitale est beaucoup plus profonde, cachée par les muscles épitrochléens ou le fléchisseur sublime, sous deux aponévroses, elle ne devient véritablement superficielle qu'au poignet en dehors du pisiforme.

Outre ces deux artères principales, nous devons signaler les interosseuses antérieures et postérieures, l'antérieure fournit parfois une branche volumineuse au nerf médian, ce rameau peut suppléer une des deux artères maîtresses de l'avant-bras.

Les nerfs radial, médian, cubital doivent être coupés très haut, pour éviter les névromes consécutifs.

Opération. — Le sujet est couché, le membre pend en dehors de la table d'opération; un aide maintient le bras, un autre soutient la main; le chirurgien se place en dehors à droite, en dedans, au contraire, à gauche et rétracte les chairs (voir *Règles générales*).

1er *temps*. — Comme longueur sur la peau, on doit prendre le diamètre antéro-postérieur du membre au niveau de la section. Le bras est en position dite moyenne ; vous incisez circulairement la peau.

2e *temps*. — Vous retroussez une courte manchette de 2 à 3 centimètres au plus, en présentant le tranchant du couteau *bien perpendiculaire* aux brides, sans jamais le relever ; vous faites exposer les diverses faces du membre par l'aide. La section des muscles se fait par transfixion, on taille un très court lambeau antérieur et postérieur, en laissant le moins de chair qu'on peut, enfin, pour désosser complètement, on a recours au 8 de chiffre.

3ᵉ temps. — Sciage des os, le radius est scié le premier (voir *Règles générales*).

4ᵉ temps. — Parage du moignon, on lie les artères, on résèque les troncs nerveux, enfin on suture, il n'y a pas en général besoin de drainage.

Cette méthode, que j'ai appliquée sur le vivant, m'a donné les meilleurs résultats au 1/3 inférieur.

II. — Amputation du bras.

Le segment brachial, comme l'avant-bras, peut être sectionné à toute hauteur, il faut toujours opérer le plus bas possible, la prothèse en est facilitée ; c'est pour la même raison qu'il faut préférer l'amputation intra-deltoïdienne de Percy et Pirogoff à la désarticulation de l'épaule.

Indications. — Les indications et contre-indications des amputations du bras sont très nombreuses.

Dans les traumas de toute nature, il faut se montrer conservateur ; dans les blessures des parties molles, il ne faut sacrifier le membre qu'au cas où il existe une attrition profonde, une perte de peau considérable, ou des lésions très étendues des vaisseaux et des nerfs.

Dans les blessures de guerre qui atteignent le coude, on doit recourir de préférence à l'esquillotomie ou à la résection.

Les gangrènes diverses, les ostéo-arthrites tuberculeuses, chez les gens âgés, peuvent commander l'opération. Dans les ostéo-myélites, dans les phlegmons diffus, on doit surtout inciser largement, trépaner, drainer.

Dans les néoplasmes, on doit se montrer hardi et s'éloigner le plus possible du foyer cancéreux; dans les cancers de l'avant-bras, on désarticule le coude; dans les cancers du bras, il faut s'adresser à l'épaule et la désarticuler.

L'amputation du bras est aussi ancienne que la médecine opératoire; les procédés sont très nombreux, ici toutes les méthodes ont été tour à tour préconisées : Béclard, Desault, Dupuytren, pour la circulaire; Garengeot, Verduin, Vermale, Sédillot, pour les lambeaux.

Pour les 2/3 inférieurs, je conseillerai la *méthode circulaire oblique* (on prend un bon travers de doigt de plus en dedans qu'en dehors) (1), avec coupe et recoupe à fond des muscles, *c'est le procédé de Desault*, un peu modifié.

Pour le 1/3 supérieur, vous pouvez choisir entre la circulaire en T, la circulaire à fente extérieure; ou encore le lambeau externe; ce procédé seul présente quelques difficultés, c'est celui que nous décrirons en détail.

Données anatomiques. — Comme l'avant-bras, le bras est modifié dans sa forme suivant le sexe et l'âge; chez l'homme, les 3/4 inférieurs

______

(1) On sait qu'on doit *prendre le diamètre environ en dedans* (voir règles générales).

sont aplatis sur les faces latérales grâce à la saillie du biceps en avant, du triceps en arrière; le 1/4 supérieur est conique et continue la saillie du moignon de l'épaule.

Le squelette est formé par un os dur résistant, prismatique, triangulaire, aplati en bas, arrondi en haut et surmonté de la tête humérale ; à sa partie antérieure et moyenne, on note le trou nourricier fuyant de bas en haut.

La peau est mince, glabre, très mobile en dedans, adhérente, au contraire, en dehors et en arrière, *c'est ce qui nécessite l'obliquité dans la méthode circulaire ;* des veines et des nerfs superficiels rampent sous cette couche. — L'aponévrose est assez mince, elle s'attache aux bords latéraux de l'humérus sous forme de cloisons intermusculaires. Elle sépare ainsi le bras en deux loges : une antérieure et une postérieure. Dans la loge antérieure, à la partie moyenne du bras, vous avez le biceps et le brachial antérieur, le triceps occupe la loge postérieure. L'artère humérale suit le bord interne du biceps avec ses deux veines et le nerf médian qui la croise ; le nerf musculo-cutané se trouve entre les 2 muscles de la loge antérieure. La collatérale interne suit le cubital dans la loge postérieure, la collatérale externe accompagne le nerf radial dans la gouttière de torsion.

En bas, nous avons les muscles épicondyliens et épitrochléens; en haut, en plus des muscles précités, on rencontre le coraco-huméral, le deltoïde, les muscles de la gouttière : grand pectoral, grand rond et grand dorsal.

1. — AMPUTATION CIRCULAIRE

Elle est très simple, ce que j'ai dit suffit d'ailleurs amplement pour la mener à bien.

2. — AMPUTATION A LAMBEAU EXTERNE OU INTRA-DELTOÏDIENNE

Attitude. — Le sujet est sur le bord de la table d'opération, le membre supérieur fortement attiré en dehors; au besoin un aide comprime l'humérale, un autre soutient l'avant-bras ; le chirurgien se tient en dehors à droite, en dedans à gauche (exception à la règle générale).

Opération. — 1er *temps : incision.* — On prend un *peu plus de la moitié de la circonférence du membre comme largeur, le diamètre plus 2 travers de doigt comme longueur.* On lie l'artère, après l'avoir cherchée, au niveau de la peau rétractée.

2e *temps.* — On entaille ensuite le deltoïde de bas en haut, on sectionne à fond les chairs internes ; on dénude le périoste qu'on remonte à la rugine, pour éviter la rétraction trop grande des adducteurs et aussi l'ouverture de la gaîne bicipitale qui communique avec l'article. (Cette dernière raison a bien perdu de sa valeur aujourd'hui.)

3e *temps.* — Sciage de l'os, en prenant la position inverse à celle qui a servi pour la section des parties molles.

4° temps. — Parage du moignon, comme de coutume.

III. — Amputations des doigts et des métacarpiens.

Ces dernières comportent en général les mêmes procédés que les désarticulations correspondantes.

III. — AMPUTATIONS DU MEMBRE INFÉRIEUR

I. — Amputation sus-malléolaire ou de Guyon.

Indications. — L'opération présente à peu près les mêmes indications que la désarticulation tibiotarsienne; les plus fréquentes sont : les néoplasmes, les traumatismes graves, la tuberculose du tarse postérieur.

Opération. — En somme, au lieu de faire une amputation intra-malléolaire, on scie les os au-dessus des malléoles. L'opération est impossible quand la peau du talon est sérieusement atteinte. La prothèse est facile (pilon de Bigg, appareil de Mille d'Aix, de Ravaton, etc.).

Données anatomiques. — Nous n'avons pas à nous inquiéter de l'article tibio-tarsien, dont nous nous occuperons lors des désarticulations; *nous ne devons nous préoccuper de lui que pour ne pas l'ouvrir.*

Le squelette de la partie inférieure de la jambe est modifié, les deux os sont rapprochés, ils ont augmenté de volume et l'espace interosseux est réduit à zéro. Autour des os, nous avons les parties molles qui doivent nous arrêter un peu plus longtemps. En avant, nous trouvons : les tendons extenseurs dans leurs gaines et le ligament annulaire ; en arrière, le tendon d'Achille avec sa bourse séreuse, le fléchisseur propre du gros orteil encore charnu. En dedans (région principale), les organes les plus importants à ménager parcourent la gouttière calcanéenne, sous le ligament annulaire interne ; deux muscles sont superficiels, le jambier postérieur et le fléchisseur commun, le fléchisseur propre est plus profond, ces tendons sont contenus dans leurs gaines respectives. En dehors enfin signalons les deux tendons des péroniers avec leurs gaines et le ligament annulaire.

Tous les alentours de l'article tibio-tarsien sont fortement irrigués. Le réseau anastomotique est constitué par une série d'artères antérieures et postérieures. La dorsale du tarse provenant de la pédieuse, les malléolaires interne et externe s'anastomosent avec la péronière antérieure ; la péronière postérieure s'abouche avec le rameau calcanéen ; en dedans, nous trouvons la bifurcation de la tibiale postérieure avec les plantaires,

Les nerfs dorsaux sont le musculo-cutané et le tibial antérieur ; les postéro-internes portent les mêmes noms que les artères respectives ; tous seront coupés très haut.

La peau dorsale est mince et rétractile ; en arrière elle est dure, épaisse et adhérente ; en dehors elle est également adhérente, mais peu épaisse.

Attitude. — Le *sujet* est couché sur le dos, le 1/3 inférieur de la jambe déborde le lit ; l'*aide* se trouve en dehors, il rétracte la peau, puis devra à un certain moment élever la jambe ; le *chirurgien* est au bout du membre (voir *Règles générales*).

Opération. — *1ᵉʳ temps : tracé de l'incision.* — On sait qu'il s'agit d'une ellipse un peu irrégulière. On renverse le pied vers la droite ; *on commence* (en dedans ou en dehors suivant le côté), *sur la pointe du talon* plutôt *en avant* qu'en arrière. On doit attaquer franchement, on tire le couteau à soi, en ayant soin de décrire une S italique contournant la malléole ; on ne doit pas remonter avant d'être à mi-chemin entre la malléole et le sol. L'autre point culminant de l'ellipse se trouve au niveau de l'article, on redescend symétriquement du côté opposé. On repasse le couteau, la peau est bien mobilisée.

2ᵉ temps : dissection. — On coupe les tendons antérieurs, après avoir *donné deux coups de chaque côté, pour dégager leur gaîne et les charger.* On continue par la dénudation de la malléole péronière, on traite les péroniers comme les tendons antérieurs. On passe ensuite au tendon d'Achille, qui est dégagé, chargé et coupé. En fin de compte, il ne reste plus que la partie délicate, la gouttière calcanéenne ; après avoir porté le pied en dehors, on y coupe à fond tous les organes, puis on fait deux incisions de dégagement de chaque côté des gaînes, et on dissèque en rasant le calcanéum. L'aide, qui maintenait l'avant-pied, dresse la jambe en l'air ; vous rabattez le lambeau, en rasant les os à la partie postérieure.

3° temps. — Les os sont dénudés régulièrement à la même hauteur, on relève une manchette périostique et on place une compresse à deux chefs. Il faut éviter de laisser le bord antérieur anguleux du tibia ; pour ce faire, on se sert soit de la scie à chantourner, ou bien encore on donne un trait de scie un peu oblique au-dessus de la section définitive.

4° temps. — On lie les vaisseaux, on résèque les nerfs, il faut porter surtout son attention du côté interne ; le lambeau postérieur sera fixé aux tendons antérieurs par des fils profonds. Une fois la suture effectuée, le moignon doit faire ; suivant l'expression consacrée, une « moue accentuée ».

II. — Amputation de la jambe en son milieu.

Choix du procédé. — Cette opération conserve un plus long segment du membre que la section au lieu dit d'élection, le moignon est plus facile à chausser, c'était déjà l'avis de Verduin. Pour que cette opération soit considérée comme réussie, il faut que le malade puisse marcher à l'aide d'un simple pilon de Bigg ; il faut donc rejeter tous les procédés à cicatrice terminale.

Il y a deux procédés, tous les deux anglais : Teale et Hey. Dans le premier cas, on trace un lambeau antérieur; la 2ᵉ méthode, « l'amputation Hey, » modifiée par Marcellin Duval, est préférable, elle donne un moignon beaucoup plus étoffé.

Indications. — Les indications sont à peu près celles de l'intervention précédente : néoplasmes, traumas, tuberculose. L'affection, tout en ne nécessitant pas l'amputation au lieu d'élection, remonte trop haut pour que « le Guyon » soit applicable. L'opération permet le port très facile d'une jambe articulée.

1. — AMPUTATION AU TIERS INFÉRIEUR

Le procédé peut s'appliquer à l'amputation de jambe dans son 1/3 inférieur; il m'a donné un résultat excellent dans une opération que nous avons faite à ce niveau. Il s'agissait d'un homme, retour de Madagascar, amputé du pied (Syme) sur *le Colombia;* à son arrivée à Alger, il présentait une gangrène du lambeau, ce qui me força à le réamputer plus haut.

On opère avec le petit couteau à pointe large et convexe que l'on a bien en main.

2. — AMPUTATION DE HEY A LA PARTIE MOYENNE DE LA JAMBE

Données anatomiques. — Le squelette est formé par les 2 os de la jambe, tibia et péroné, séparés par la membrane interosseuse. Le péroné est *quadrangulaire* grâce à la crête de sa face interne, qui donne attache au ligament interosseux; le tibia est *triangulaire*, son bord antérieur saillant doit être abattu, la face interne est sous les téguments *sans aponévrose*, il n'y a que *la peau et le périoste*. Voyons les parties molles qui recouvrent le squelette. Les téguments (peau, tissu cellulaire) nous arrêteront tout d'abord. La peau est assez adhérente, difficile à disséquer, elle est couverte de poils, *qu'il faut raser*. Le tissu cellulaire est variable suivant les sujets, des nerfs superficiels et des veines y rampent (veines et nerfs saphènes, nerf musculo-cutané). Au-dessous des téguments, se trouve l'aponévrose, cette dernière circonscrit avec le squelette et la membrane interosseuse une série de loges occupées par les muscles. Elle s'insère, d'une part, au bord antérieur du tibia en avant, au bord interne du même os en arrière; d'autre part, au bord externe du péroné; il y a ainsi tout d'abord deux loges principales : une loge antérieure et une loge postérieure. La loge antérieure se subdivise en deux loges secondaires, grâce à une cloison qui part de l'aponévrose pour aller s'insérer au bord antérieur du péroné. (Loge antérieure proprement dite et loge externe.) De même, une sous-cloison tendue du bord interne du tibia à la cloison qui part du bord externe du péroné subdivise la loge postérieure en loge superficielle et profonde.

Il suffit d'examiner un schéma pour retenir cette disposition. Dans la loge antérieure, nous comptons le jambier antérieur et les deux extenseurs; dans la loge externe, les péroniers; dans la loge postérieure superficielle, le triceps sural; dans la profonde, le jambier postérieur et les deux *fléchisseurs*. Dans la loge antérieure, nous avons l'artère tibiale antérieure collée sur le ligament interosseux; sa ligature est parfois un peu difficile; en arrière, nous avons la tibiale et la péronière; je n'ai rien à dire des nerfs tibiaux.

La jambe a la forme d'un cône à sommet inférieur, c'est ce qui explique la difficulté que l'on éprouve à faire le retroussis dans les procédés à manchettes.

Attitude. — Le *sujet* est sur le dos, le genou et la jambe dépassant le bord de la table; l'*aide* se place face au chirurgien; le *chirurgien* se trouve *en dehors* pour la jambe *droite*, *en dedans* pour la jambe *gauche*.

Opération. — On marque l'endroit de la section, on prend le diamètre du membre; le lambeau postérieur doit avoir un peu plus que cette longueur (environ un travers de doigt), l'antérieur doit être trois fois moins long. Il faut commencer à un doigt au-dessous de la future section.

1er *temps*. — L'opérateur soulève la jambe en la tenant par l'avant-pied; il passe sa main droite armée du couteau sous la jambe et commence l'incision en suivant derrière l'os le plus éloigné, il la recourbe lorsqu'il est arrivé à hauteur du point extrême et remonte derrière l'os le plus rapproché. Ensuite, un trait légèrement convexe en bas circonscrit à la hauteur voulue le lambeau antérieur ; on mobilise bien les téguments, on dissèque même un peu l'extrémité du lambeau postérieur.

2e *temps.*—Dissection à la « Ravaton » (1), et non par transfixion. La jambe est fléchie, le pied également ; après avoir coupé l'aponévrose superficielle, on pince le triceps, que l'on tranche ; on incise ensuite l'aponévrose profonde et les muscles profonds, le long du tibia et derrière le muscle long péronier. On soulève les chairs qu'on coupe assez haut ; avec le couteau couché, on achève la dissection jusqu'à l'endroit de la section osseuse. On dissèque de la même façon un court lambeau antérieur, *les muscles péroniers doivent en faire partie.*

3e *temps.* — On scie d'abord obliquement pour abattre la crête tibiale, puis on abat le péroné, et enfin le tibia. Pendant le sciage, le péroné doit être fixé par les doigts et le pouce placé en « coin » dans l'espace interosseux.

4e *temps.* — Parage du moignon.

III.—Amputation de la jambe au lieu d'élection.

Indications. Choix du procédé. — C'est une

(1) C'est la désinsertion méthodique des muscles.

amputation très ancienne, elle convient à ceux qui font un métier pénible, le pilon prend son point d'appui sur le genou ; quelques manouvriers deviennent très habiles pour le maniement de ce pilon. Alors que j'étais interne, il y avait, à l'hôpital où je me trouvais, un maçon qui montait dans les échelles avec son appareil, et cela avec une certaine agilité.

L'appareil prothétique ne prenant pas point d'appui sur l'extrémité du moignon, on peut accepter une amputation à cicatrice terminale.

On préfère aujourd'hui la circulaire au lambeau externe de B. Bell et Sédillot. Je dois dire que la circulaire à fente, le lambeau externe et la circulaire pure donnent des résultats à peu près identiques, j'en ai fait l'expérience. Étant à Malifou, dans une même séance, j'ai pratiqué trois amputations de jambe par ces différents procédés; mes malades (1) ont eu tous les trois des moignons aussi beaux et aussi utiles.

1. — Procédé a lambeau externe

On doit tailler les chairs à « la Ravaton » pour rechercher et relever la tibiale antérieure couchée sur le ligament interosseux. Il ne faudrait toutefois pas croire que la section de la tibiale antérieure amènerait fatalement le sphacèle du lambeau; dans un cas, où cette faute s'était

(1) Rapatriés de Madagascar.

produite, au dernier moment, à la base même du lambeau il n'y a rien eu de semblable ; le lambeau est resté parfaitement vivant.

Pour les mesures, voir *règle générale*.

2. — MÉTHODE CIRCULAIRE

Indications. — Néoplasmes, traumatismes, gelures, brûlures, coups de feu, fractures avec broiement, gangrènes diverses, ulcères très étendus. Ici, comme ailleurs, il faut avoir la main forcée.

Données anatomiques. — Se reporter à ce que nous avons dit plus haut pour l'amputation de la jambe en son milieu ; il y a peu de différences dans les données anatomiques ; les muscles du mollet sont plus développés, la loge postérieure est plus pleine, beaucoup plus large que la profonde.

Attitude. — *Sujet.* — Il est couché sur le dos, le milieu de la cuisse porte sur le bord de la table.

Aides. — Un aide tient et écarte le membre sain fléchi, un deuxième maintient le pied du côté malade, il est en face du chirurgien.

Chirurgien. — Il se place en dedans pour la jambe gauche, en dehors pour la droite, afin de rétracter lui-même les téguments. Couteau : lame d'une douzaine de centimètres.

Opération. — 1er *temps : incision* (1). — On

(1) Le premier temps de l'amputation, la section de la peau, comprenant veines et nerfs superficiels, peut être utile dans le traitement des ulcères variqueux ; nous avons

mesure *quatre doigts au-dessous du tubercule anté-rieur du tibia;* c'est là le lieu dit d'élection. La manchette doit avoir le diamètre *antéro-postérieur* du membre, *moins un travers de doigt en avant,* moins *deux travers de doigt en arrière.*

Passant le bras droit sous la jambe, présentez votre couteau obliquement, tirez à vous, vous tracez ainsi l'U inférieur; reprenez par-dessus et tracez l'U supérieur à son tour.

2° temps. — Ceci fait, pratiquez une *fente anté-rieure* à quelques millimètres au-dessous du point où vous scierez. La peau n'est disséquée que sur la face interne du tibia; en dehors, la peau doit rester adhérente à une sorte de petit lambeau qu'on trace de la façon suivante : on incise l'apo-névrose en passant le couteau sous les tégu-ments(1) au-devant du péroné et le long du tibia; on va profondément de façon à avoir l'artère dans le petit lambeau antérieur; on charge les muscles sur les doigts et on les coupe de bas en haut et de dehors en dedans.

Ceci fait, on passe à la partie postérieure, on incise les muscles superficiels un peu au-dessus

essayé avec quelques succès les méthodes de Moreschi, Mariani et Reclus; les groupes vasculo-nerveux à couper étant surtout postéro-internes, nous préconisons pour notre part une incision postéro-interne en fer à cheval, prati-quée en plein mollet, de façon à couper le plus possible les nerfs superficiels après leur émergence.

(1) Il faut toujours agir suivant *le principe général, le tranchant du couteau doit être tourné du côté à abattre.*

de la rétraction de la peau bien libérée, puis on tranche à leur tour les muscles profonds au niveau des superficiels rétractés. On termine par le 8 de chiffre classique et on fait une manchette périostique ; le bord *antérieur du tibia doit être dénudé plus haut* dans l'espace d'un centimètre 1/2 (1 petit doigt), afin que l'on puisse abattre sa crête.

3e temps. — On place une compresse à trois chefs ou des écarteurs ; on scie obliquement le tibia à un travers de petit doigt au-dessus de la section transversale définitive. Quand on est arrivé au 1/3 de l'épaisseur de l'os, on s'arrête et on pratique la section transverse à la limite du périoste retroussé, le péroné doit être scié un peu plus haut et le premier. (Voir, à l'opération précédente, la façon de le « caler ».)

4e temps. — Pour lier les artères, il faut prendre certaines précautions : la tibiale antérieure doit être recherchée relativement près du péroné ; les artères postérieures sont au contraire assez loin des coupes osseuses, on doit lier aussi les jumelles ; l'artère nourricière du tibia vous embarrassera bien rarement (1). Les nerfs seront réséqués très haut.

Quant à la manière de réunir en fente antéro-postérieure ou en fente transverse, peu importe, si on a scié les os en bonne place. Autrefois, quand on sciait les os à « la Sanson » (péroné scié

(1) On la lie, ou on l'obture.

obliquement de haut en bas et biseautage de toute
la face interne du tibia), on réunissait en fente
antéro-postérieure ; la réunion en fente transverse
était réservée à la méthode que nous avons
décrite (Béclard) ; je tiens à déclarer que, sur le
vivant, des moignons réunis en fente antéro-postérieure avec l'écrètement simple du tibia m'ont
donné de très bons résultats et n'ont pas présenté
le plus petit degré de conicité.

IV.— Amputations de la cuisse.

Procédés. — Comme la jambe, la cuisse peut
être sectionnée à diverses hauteurs, dans des
points bien déterminés. Au 1/3 inférieur, le procédé de choix est la circulaire ; au 1/3 moyen, les
2 lambeaux inégaux ; au 1/3 supérieur, la circulaire à fente (1). Les deux opérations qui se répè-
tent le plus souvent sont les amputations au 1/3
inférieur et au 1/3 moyen.

1. — MÉTHODE CIRCULAIRE

L'amputation de cuisse circulaire est une méthode banale tout à fait justiciable des principes
généraux que nous avons donnés ; il n'y a qu'à
s'y reporter. Voici les points principaux : la section

(1) En dehors de l'amphithéâtre, j'ai eu l'occasion de
pratiquer ces diverses amputations sur le vivant ; ces différents procédés m'ont donné de bons résultats, même chez
l'enfant, où il faut craindre l'accroissement de l'os ; ici, j'ai
dû allonger le moignon.

des téguments doit être *très oblique* et descendre *plus bas en dedans* (*le diamètre en dehors, le diamètre plus deux travers de doigt en dedans*), la peau se rétractant davantage à la partie interne, ainsi que les muscles. On ne *fait pas de manchette*, on coupe les muscles et on les recoupe suivant la méthode (Béclard, Dupuytren).

2. — AMPUTATION A DEUX LAMBEAUX A LA PARTIE MOYENNE

Indications. — Elles se présentent assez souvent dans la pratique chirurgicale; les néoplasmes demandent plutôt la désarticulation ; mais la tuberculose du genou, quand l'arthrectomie ou la résection ne sont plus de mise, les arthrites purulentes avec fusées, l'ostéomyélite avec désordres graves, certains traumatismes avec attrition du membre peuvent commander l'amputation.

Données anatomiques. — Le squelette comporte un seul os triangulaire, le fémur, présentant par conséquent trois faces et trois bords : externe, interne, postérieur. Deux sont mousses, le troisième, le postérieur, au contraire, est assez accentué et bifide, c'est la ligne âpre, donnant insertion aux cloisons aponévrotiques et à des muscles. Le fémur, os le plus long de l'économie, présente une très grande résistance; son canal médullaire est très peu marqué; à sa partie moyenne, il reçoit une artère nourricière d'un calibre assez notable; le périoste est très épais, très vasculaire chez les enfants, très facilement décollable, sauf au niveau de la ligne âpre.

L'os est recouvert par les téguments et des masses musculaires imposantes. Si on examine la coupe, il est plus rapproché de la peau en avant qu'en arrière, *c'est là qu'il menace* l'étoffe du moignon; il est également un peu plus rapproché des téguments en dehors.

Les téguments couverts de poils dans la région externe sont plus fins, plus glabres en dedans. La peau est unie à l'aponévrose par un tissu cellulaire lâche; c'est ce qui dispense de faire une manchette, dans la méthode circulaire (1). On doit se souvenir qu'il existe des nerfs superficiels et que la saphène interne rampe sous la peau.

L'aponévrose d'enveloppe, avec ses deux cloisons intermusculaires, qui vont en dedans et en dehors à la ligne âpre, circonscrit deux loges : une antérieure et une postérieure. Au-dessus de ces loges, se trouvent le tendon du fascia lata et le couturier (2); dans la loge antéro-externe, on rencontre le quadriceps fémoral; cette loge contient en outre l'artère fémorale, qui se trouve à la partie interne de la cuisse en avant de l'aponé-

---

(1) Ce dernier est dans un dédoublement de l'aponévrose.

(2) En raison de la forme conique de la cuisse, la rétraction d'une manchette devient difficile au-dessus du 1/3 inférieur.

vrose intermusculaire interne. Dans la loge postéro-interne, on trouve le droit interne, le grand adducteur, le demi-membraneux, le demi-tendineux, les 2 portions du biceps, le nerf sciatique, la fémorale profonde. A propos des muscles, il faut surtout retenir que ce sont ceux de la partie interne qui se rétractent le plus avec le couturier et le droit antérieur, c'est là une cause de conicité primitive et secondaire.

Attitude. — Le *sujet* est sur le dos, les fesses sur le bord de la table; un *aide* se charge du membre sain qu'il écarte; un *deuxième*, en face de vous, *rétracte les tissus;* le *chirurgien* se place en dehors des deux côtés.

Opération. — *Tracé des lambeaux.* — Le lambeau antérieur, en forme *d'U remontant un peu plus en dedans qu'en dehors*, doit avoir une longueur égale *au diamètre du membre, plus un demi-diamètre;* la *base* doit être également suffisamment large. Nous allons voir comment on la circonscrit. On commence le lambeau par la branche interne de l'U, on doit faire tordre le membre par l'aide, de façon à avoir toujours bien sous les yeux la région où on opère.

Cette branche interne de l'U doit être au niveau de l'union de la face antérieure et de la face interne. Quand on arrive à la hauteur du point extrême du lambeau, on tourne *presque carrément, en arrondissant;* on passe transversalement et on remonte pour tracer la branche externe de l'U.

Cette branche externe *doit être située assez bas sur la face externe* de la cuisse ; il faut s'arranger de façon que la base du lambeau ait environ deux travers de doigt de plus que la 1/2 circonférence du membre.

On repasse dans l'incision ; la peau est libérée.

2ᵉ *temps : dissection*. — On peut agir par transfixion ou raser le fémur en taillant de dehors en dedans, mais il est préférable de circonscrire le lambeau à la façon de « Farabeuf »; au niveau de la peau rétractée, on incise les muscles à fond jusqu'à l'os, en suivant le contour du lambeau (1) ; il n'y a plus ensuite que quelques vagues fibres qui tiennent encore le lambeau ; un ou deux coups du couteau en ont raison et la besogne est terminée de ce côté. On passe à la partie postérieure, au niveau des téguments bien libérés et rétractés, on taille *en creusant* les muscles postérieurs ; l'artère fémorale est saisie dans l'angle entre les deux lambeaux. Avant de prendre la scie, on fait une circulaire à la base des lambeaux et on taille une manchette périostée ; insister au niveau de la ligne âpre.

3ᵉ *temps : sciage des os*. — On scie l'os autant que possible en chantournant.

4ᵉ *temps : parage du moignon*. — On lie l'artère, on résèque les nerfs (2).

____

(1) L'artère doit rester dans l'angle entre les 2 lambeaux.
(2) Pour ce qui est de l'amputation au 1/3 supérieur, éli-

V. — Amputations des orteils et des métatarsiens.

Mêmes observations que pour les amputations des doigts et des métacarpiens.

culaire à fente antéro-externe ; à part cette fente, on doit s'inspirer de ce que nous avons dit pour la circulaire pure.

QUATRIÈME PARTIE
DÉSARTICULATIONS

Les désarticulations, comme les amputations, comportent 4 temps : 1° *incision* ; 2° *dissection* ; 3° *désarticulation proprement dite* (remplaçant le sciage des os), et enfin 4° le *parage*, la *toilette* du moignon.

I. — DÉSARTICULATIONS DU MEMBRE SUPÉRIEUR

I. — Désarticulations des phalanges.

Indications. — Broiements, gangrènes, panaris profonds, tuberculoses, néoplasmes.

Opération. — La cicatrice ne doit pas être *inférieure* ; elle ne doit pas non plus *être terminale* (choc, pressions, préhensions). Le procédé de choix est par conséquent le lambeau inférieur (1).

Opérations. — L'articulation de la phalange avec la phalangine est à peine en avant du pli cutané palmaire ; celle de la phalangine et de la phalangette, à 5 millimètres environ en avant. Mais on ne doit se guider ici que sur les saillies

(1) Le lambeau *des riches* n'est pas à conseiller.

osseuses prises entre le pouce et l'index. (Il s'agit des tubercules latéraux de la phalange à désarticuler.) Prendre un bistouri à lame très étroite. Entre le pouce et l'index qui repèrent l'interligne, on incise la peau transversalement, puis on ouvre l'article sur sa partie dorsale. On coupe ensuite les ligaments latéraux avec précaution; quand ils ont été coupés, il n'y a plus que le ligament glénoïdien qui tient encore. On fléchit la partie désarticulée, on coupe le ligament et on engage le couteau entre les chairs et la phalange qu'on rase soigneusement. Une fois que le bistouri est bien engagé, on peut réarticuler pour mieux voir à tailler son lambeau palmaire. Une *incision de dégagement* faite sur un des bords de la phalange à désarticuler et amorçant le lambeau est une excellente précaution que nous conseillons volontiers. Quand on désarticule la dernière phalange, le lambeau est toujours parfait, pourvu qu'on le mène jusqu'au bout du doigt; il n'en est plus de même pour la désarticulation de la phalangine; si on n'est pas très expert, la pointe du lambeau qui tombe dans le pli palmaire s'arrondit difficilement, même en inclinant progressivement le tranchant vers la terre. Dans ce cas, il *nous semble préférable de tracer d'avance le lambeau palmaire.*

II. — Désarticulation des doigts.

Indications. — Les mêmes que tout à l'heure. Pour le pouce, il faut toujours conserver tout ce que l'on peut; pour les autres doigts, conserver le plus possible, *mais à une condition, c'est que le doigt en question n'entravera pas les fonctions des autres.* Rien n'est gênant comme un doigt raide, ou un doigt complètement fléchi; le premier se heurte partout, le second gêne considérablement la préhension; en pareil cas, *mieux vaut sacrifier non seulement le doigt, mais encore la tête du métacarpien qu'on taille obliquement, s'il s'agit d'un doigt chef de file* (1). De cette façon, la difformité est beaucoup moins apparente et, s'il s'agit d'un doigt du milieu, le créneau au niveau de la partie qui manque est beaucoup moins marqué (2).

Opération. — Le tracé de l'incision change suivant qu'il s'agit d'un doigt chef de file ou d'un doigt intermédiaire. Je ne veux pas me lancer dans l'historique de tous les procédés préconisés; deux sont recommandables : le lambeau extérieur

(1) Nous avons constaté maintes fois ces choses dans notre pratique.

(2) Les doigts surnuméraires sont très faciles à enlever en général, il n'y a pas de tendons, les articles sont peu serrés; en pareil cas, je me suis servi 3 fois de la méthode ovalaire; ici il n'est pas nécessaire de se montrer économe de la peau sous peine d'avoir une oreille qui persiste longtemps. (J. Brault, *Arch. prov. de chirurgie,* 1898, p. 363.)

et palmaire pour les chefs de file, la raquette améliorée pour les autres doigts.

Amputation d'un doigt chef de file (index gauche). — L'aide rétracte bien la peau; le chirurgien se tient à l'extrémité du membre. L'article qui se trouve à un bon centimètre de l'angle formé par la tête du métacarpien, lorsque le doigt est fléchi, se sent assez facilement; le pli palmaire se trouve à environ 12 millimètres au-dessous de l'interligne.

1er temps : incision. — A 2 ou 3 millimètres au-dessus de l'interligne, sur le *milieu de la face dorsale du doigt, on commence une incision*, qui descend le long de cette face dorsale et ne se recourbe qu'un peu au-dessous du pli palmaire. A partir de ce moment, le bistouri arrondit le lambeau sur la face externe et gagne obliquement à travers la face palmaire l'extrémité interne du pli près du médius. On s'arrête et on revient à l'origine du tracé à la face dorsale. A partir de là, on mène une incision qui traverse obliquement les faces dorsale et interne et va aboutir à la fin de l'incision palmaire.(*On le voit, le principe est toujours de couper de gauche à droite*.) On repasse le bistouri dans l'incision.

2° temps : dissection.— On dissèque le lambeau externe, *mais en ne touchant pas aux tendons*, on libère bien partout.

3° temps : désarticulation. — L'aide écarte le lambeau, le bistouri trace un Ω dont l'ouverture se trouve du côté de l'extrémité du membre, on circonscrit ainsi l'article en coupant successivement le ligament latéral externe, les extenseurs et les ligaments dorsaux, puis le ligament latéral interne. (Durant ce temps, le chirurgien *tire fortement sur le doigt* à désarticuler, pour donner du lâche au bistouri.)

Ensuite *on tord le doigt, et le bistouri sur la phalange,* on coupe tout ce qui tient à la face palmaire, *sauf les tendons fléchisseurs* qui ont été dégagés et ne seront tranchés qu'à la fin, *en dernier lieu.* Une fois qu'on a le doigt dans la main et qu'il ne tient plus que par les fléchisseurs, on sectionne ces derniers à la hauteur voulue, c'est-à-dire à la hauteur de l'extrémité du lambeau (voir *Principes généraux*).

4e temps: parage du moignon. — Rien de particulier (1).

III.— Désarticulation d'un doigt intermédiaire.

Opération. — Le tracé de l'incision, le premier temps par conséquent, seul est dissemblable.

Tracé de la raquette améliorée de Farabeuf. — Voici comment elle se dessine : sur la face dorsale et dans l'axe du métacarpien correspondant, à 5 ou 6 millimètres au-dessus de l'article, la *peau étant bien rétractée,* on commence une incision

(1) Pour la facilité de la description, j'ai pris l'index gauche, on peut aisément se représenter les variantes pour l'index droit ou les auriculaires.

qui descend droite dans l'étendue d'un bon centimètre 1/2 (un petit travers de doigt). A partir de ce moment, la ligne s'incline en s'arrondissant jusqu'au niveau du pli palmaire qu'elle traverse. On s'arrête ; reprise par-dessus le doigt, là où l'incision a pris fin et dessin symétrique à celui du côté opposé jusqu'à la ligne droite de l'incision dorsale. (Le doigt est tordu, il faut bien écarter les doigts voisins pour ne pas les blesser.) Cette dernière partie du programme peut être menée en sens inverse ; on peut repartir de la ligne droite dorsale.

Je le répète, tous les autres temps sont semblables à ceuxque j'ai décrits pour l'amputation d'un doigt chef de file, je ne pourrais que m'exposer à des redites.

IV. — Désarticulation du pouce.

A proprement parler, ici encore, le premier temps seul varie. On sait que le procédé de choix est une *sorte de méthode elliptique allongée*, qui arrive à former un lambeau palmaire (1).

Les deux points extrèmes de l'ellipse sont placés : l'un à deux millimètres au-dessus de l'interligne, sur la face dorsale ; l'autre, palmaire, à peine en dessous du pli interphalangien.

Vous commencez à tracer la 1/2 ellipse dorsale

(1) Ici l'article se trouve juste à la hauteur du pli de flexion, on le sent très bien en tirant sur le doigt et en le cherchant avec l'ongle.

en coupant suivant le principe général de gauche à droite; puis, faisant une légère exception à la règle, tordant le pouce et le relevant, vous pouvez tracer d'une seule course toute la suite du tracé : l'ellipse palmaire (1).

Pour tous les autres temps, se conformer aux règles générales exposées lors de la description de la désarticulation d'un doigt chef de file.

V. — Désarticulation simultanée de tous les doigts.

La désarticulation de tous les doigts comporte la méthode elliptique à petit lambeau palmaire; le point culminant de l'ellipse est au milieu de la face dorsale, à 3 millimètres de l'interligne, sur les côtés et à la face palmaire; l'incision passe dans le pli digito-palmaire.

VI. — Désarticulation des métacarpiens.

Données anatomiques générales. — En palpant soigneusement et en imprimant des mouvements de rotation au pouce, on parvient à reconnaître l'article du 1er métacarpien avec le trapèze; dans les cas litigieux, on peut recourir à l'adduction forcée du pouce qui met en relief l'extrémité supérieure du premier métacarpien. Pour l'autre côté de l'article carpo-métacarpien, il suffit de sentir le tubercule du 5e, presque toujours très facilement perceptible. — Approximativement,

____

(1) Ici il est peut-être préférable de dessiner le tracé.

on peut compter 3 centimètres de la pointe des
malléoles cubitale et radiale (1) aux points extrêmes de l'articulation qui nous occupe. On peut
considérer *d'une façon toute générale* l'article mé-
tacarpo-carpien comme droit ; nous allons voir les
modifications que comporte cette ligne en somme
très sinueuse, lorsque nous envisagerons les données anatomiques à propos de chaque métacarpien.

Les métacarpiens s'articulent avec la 2e rangée
du carpe : trapèze, trapézoïde, grand os et os crochu ; sauf le 1er, ils présentent sur leurs parties
latérales des facettes par lesquelles ils s'articulent
entre eux. Les moyens d'union sont des ligaments
dorsaux et palmaires, des ligaments interosseux
(4 derniers). Les ligaments palmaires et les ligaments interosseux (le plus puissant se trouve
entre le 2e et le 3e métacarpien) sont difficiles à
atteindre ; ils sont beaucoup plus gênants pour
l'opérateur que les caprices de l'interligne ; — ils
constituent en somme les « clefs » des désarticulations métacarpiennes.

Pour en finir avec les données anatomiques
générales, je dois rappeler les rapports de l'arcade
palmaire profonde avec la partie postérieure des
2e, 3e et même 4e métacarpiens et signaler le passage de la radiale au niveau du 1er espace à quelque

(1) La radiale descend plus bas ; il est plus exact de ne
compter que deux centimètres 1/2.

2 ou 3 millimètres de l'extrémité interne du 1er interligne carpo-métacarpien.

Description générale de la désarticulation d'un métacarpien chef de file. — Le tracé est celui que nous avons donné pour les doigts correspondants, plus une queue suivant l'axe dorsal du métacarpien et dépassant en haut l'article d'un 1/2 centimètre. Farabeuf prend moins de couverture et incline de meilleure heure l'incision dorsale, mais pour la simplification des choses, pour les manœuvres d'amphithéâtre surtout, nous préférons nous en tenir à une technique en tout semblable à celle des doigts. Pour ceux qui auraient des hésitations à nous suivre dans cette voie, j'ajouterai que j'ai fait plusieurs désarticulations métacarpiennes dans ces conditions sur le vivant et que j'en ai retiré des résultats excellents.

Opération. — *1er temps : incision.* — On suit les principes généraux pour la marche du tracé de l'incision, dont nous avons simplement indiqué le dessin jusqu'ici. — Le bistouri repasse une deuxième fois pour bien libérer la peau.

2e temps. — Dissection soignée du lambeau et de la face palmaire jusque sous la gorge du métacarpien; respecter l'article et les tendons fléchisseurs pour le moment.

Deux coups en long sont donnés de chaque côté des tendons extenseurs qu'on charge et qu'on coupe haut, à l'origine de l'incision dorsale. (Voir *Règles générales.*)

Cela fait, il faut désosser le métacarpien ; on suit minutieusement, scrupuleusement, les flancs du métacarpien, en ne laissant rien. Après avoir amorcé d'un côté, on passe sous le col du métacarpien en coupant tout (tendons fléchisseurs), puis on amorce du côté opposé. On passe ensuite à la manœuvre de Liston, qui consiste à décrire un **U** ouvert en haut. On engage le bistouri d'un côté sur les flancs du métacarpien qu'on rase ; on passe dessous, on le tourne et on ressort du côté opposé, en serrant toujours l'os au plus près. Il faut se garder d'aller trop avant et se souvenir de la situation de l'arcade palmaire profonde.

3ᵉ temps : désarticulation. — On incise l'article sur la face dorsale en coupant tout ce qui s'y trouve ; ensuite pour tous les métacarpiens qui s'articulent entre eux, on pratique la manœuvre du doigt « coin ». Le doigt est placé dans l'espace interosseux, le bistouri, la lame en haut, est introduit à son tour, incliné à 45°, puis relevé ; il faut couper les ligaments, *mais en ménageant l'artère.* C'est là le temps le plus pénible de la désarticulation, il ne faut pas se presser. Quand le métacarpien est devenu mobile, on le luxe et on le tord ; le tranchant sur l'os, on achève le désossement complet.

4ᵉ temps : parage du moignon. — Rien de saillant à noter.

1. — PREMIER MÉTACARPIEN ET MÉTACARPIENS INTERMÉDIAIRES

Au point de vue général, le premier temps seul diffère ; on trace *une raquette améliorée* avec queue dorsale, prolongée au delà de l'article carpo-métacarpien ; pour le premier, il ne faut pas remonter autant la queue de l'incision, afin de ne pas trop dénuder la saillie du trapèze.

2. — DISPOSITIONS SPÉCIALES AUX DIFFÉRENTS MÉTACARPIENS

1er métacarpien. — Se souvenir de la disposition de l'interligne en **U**, dont l'ouverture est tournée vers l'extrémité digitale. L'extrémité supérieure donne insertion au long abducteur du pouce.

2e métacarpien. — L'interligne a la forme d'un **M**. — L'extrémité postérieure du 2e métacarpien donne insertion au premier radial du côté dorsal, au grand palmaire du côté de la paume.

3e métacarpien. — Il présente une apophyse externe très saillante ; cette dernière, qui donne insertion au 2e radial, est profondément encastrée entre le grand-os et le 2e métacarpien.

4e métacarpien. — Il est plus accessible que les précédents, il s'articule avec le grand os et l'os crochu ; son interligne est presque transverse.

5e métacarpien. — A signaler la saillie interne et aussi la direction très oblique de l'interligne ; ici quand on veut séparer le 5e du 4e, il faut tourner le bistouri comme si on voulait aller aboutir au milieu du poignet.

Pour les deuxième, troisième et quatrième métacarpiens, on peut ajouter une incision transverse ou en accent circonflexe (1 centimètre 1/2). Pour le cinquième, on prolonge la queue de l'incision, en décrivant une légère courbe interne.

Je ne décris pas les raquettes qui permettent de désarticuler deux métacarpiens voisins; je passe également sur le procédé dit en **Y** et le procédé losangique qui permettent la désarticulation simultanée des trois métacarpiens du milieu ou des 3 métacarpiens extrêmes. — Ces tracés peuvent d'ailleurs être facilement modifiés suivant les circonstances (1).

La désarticulation des quatre derniers métarcapiens comporte la méthode elliptique avec petit lambeau palmaire.

La désarticulation médio-carpienne ne présente aucun intérêt.

VII. — Désarticulation du poignet.

Indications. — Autrefois on lui préférait l'amputation de l'avant-bras; avant l'ère antiseptique, on avait des exfoliations indéfinies des cartilages, des inflammations des gaînes avec des fusées purulentes qui engendraient souvent des septico-pyohémies.

(1) Ces procédés d'ailleurs ne se comprennent bien qu'à *l'aide d'un dessin.*

Aujourd'hui on ampute le plus bas possible et on désarticule parfaitement, si toutes les lésions peuvent être ainsi enlevées. D'ailleurs, déjà dans la période préantiseptique, on signalait parfois de brillants succès.

Les avantages de la désarticulation sont très grands. Les mouvements de rotation de flexion sont conservés, le moignon long et ferme est très facile à utiliser pour la prothèse.

Les principales indications de la désarticulation du poignet sont les traumatismes : écrasements, brûlures ; les arthrites tuberculeuses du carpe et du métacarpe ; les néoplasmes des mêmes régions.

Ici, comme partout, nous trouvons une foule de procédés, citons les principaux : circulaire, deux lambeaux, elliptique, lambeau externe, Ce dernier, qui a Dubrueil pour parrain, constitue le meilleur procédé d'exception. Les deux procédés de choix sont représentés par la circulaire et le procédé elliptique ; eux seuls, en effet, mettent bien la cicatrice en bonne place. Cette dernière ne saurait être antérieure ou périphérique, elle doit fuir surtout les apophyses styloïdes et se blottir dans la mortaise située entre elles. C'est à cette seule condition qu'on aura un bon moignon supportant avec aisance une main artificielle. Je me permettrai de faire encore une sélection parmi les procédés de choix, je préfère le procédé de Soupart modifié, *l'amputation elliptique à lambeau palmaire,* parce qu'elle donne un moignon mieux matelassé, plus élégant primitivement et secondairement et au moins aussi utile que l'amputation circulaire.

Données anatomiques. — L'article radio-carpien est une articulation dite condylienne ; du côté de l'avant-bras, vous avez une mortaise, du côté du carpe, un condyle brisé. L'interligne a la forme d'un croissant à concavité tournée vers en bas. *En dedans, la direction de l'interligne est la même que celle de l'article médio-carpien ;* autrement dit, l'interstice qui sépare le cubitus du pyramidal se dirige dans le même sens que celui qui sépare le pyramidal de l'os crochu. De là des erreurs faciles à commettre, elles ne sont pas ménagées au débutant qui s'engage imprudemment de ce côté, c'est là une zone dangereuse qu'il faut savoir éviter. *En dehors,* rien de semblable, la nature a mieux fait les choses, les deux interlignes entre le radius et le scaphoïde d'une part, entre le scaphoïde et le trapèze d'autre part, se *dirigent en sens inverse,* ce qui vous met sûrement à l'abri des fautes ; c'est donc là, c'est toujours de ce côté qu'il faut attaquer, dans le temps de la désarticulation proprement dite.

Le ligament dorsal est insignifiant et permet une demi-luxation du condyle carpien à la partie postérieure ; il n'y a à compter que les ligaments interne et externe et surtout le plus résistant de tous le ligament palmaire qui se subdivise en deux faisceaux extérieur et interne.

La synoviale communique parfois avec l'articulation radio-cubitale inférieure et cela à travers le ligament triangulaire qui matelasse la surface articulaire du cubitus; parfois aussi elle présente une communication avec la médio-carpienne à travers le ligament interosseux qui unit le semi-lunaire et le pyramidal.

Passons aux parties molles; du côté palmaire, nous avons des artères, des nerfs que je n'ai même pas besoin de nommer, les origines musculaires des éminences et un paquet de tendons engaînés. Ces derniers, ainsi que les cordons vasculo-nerveux, passent sous un pont dans un canal ostéo-fibreux, les deux éminences qui forment le talon de la main en représentent les deux piles et le ligament annulaire jeté entre elles en forme le tablier. Cette paroi fibreuse est très adhérente aux téguments, surtout au niveau des plis. La peau est mince à l'avant-bras, épaisse et matelassée à la paume.

Sur la partie dorsale nous rencontrons les tendons extenseurs et leurs gaines, des téguments minces, mobiles et rétractiles.

Données physiologiques. — Elles résident dans les mouvements de l'article, la *flexion* du poignet se passe principalement *entre les deux rangées du carpe*, *l'extension siège dans la radio-carpienne*, il y a aussi quelques mouvements de circumduction.

Exploration. — *Il ne faut pas s'inquiéter des*

plis cutanés, ils ne peuvent que tromper, on doit rechercher les apophyses styloïdes, il faut surtout insister sur celle du radius, qui descend en moyenne 5 millimètres plus bas que celle du cubitus. Si on vient à réunir les deux apophyses en question, le point le plus élevé de l'article est à un bon centimètre plus haut.

Attitude. — Le sujet est couché, l'avant-bras dépasse la table ; un aide soutient le membre et rétracte ; le chirurgien se trouve à l'extrémité, en en face de l'aide.

Opération. — Pour la simplification de la description, je vais décrire la désarticulation *du poignet droit*.

1er temps : incision. — La main en pronation, *on commence sur la pointe du 5e métacarpien* **(1)** à *plein tranchant et on remonte à quelques millimètres (3 ou 4) au-dessous de la ligne bi-styloïdienne sur le prolongement de l'article radio-cubital inférieur ; on redescend ensuite du côté opposé au-dessous de l'extrémité supérieure du premier métacarpien.* Cette ogive tracée, la peau bien libérée, on fait mettre la main en supination, on doit dessiner un lambeau palmaire *de la largeur de l'avant-bras, le point extrême doit se trouver à 3 travers de doigt au-dessous du dernier pli du poignet,* on coupe les éminences un peu en biais.

(1) A gauche, c'est l'inverse, on commence au-dessous de l'extrémité supérieure du 1er métacarpien. (Principe de couper de gauche à droite.)

2° temps : dissection du lambeau palmaire. — La main est bien dans le prolongement de l'avant-bras, elle ne doit être nullement tordue ou étendue, afin de ne pas serrer les chairs sur les os, ce qui rendrait la manœuvre absolument impossible. Pour disséquer le lambeau, vous devez sculpter en dedans et en dehors le rebord de la gouttière carpienne, il faut raser les os de haut en bas ; à droite, vous êtes un peu gênés pour le côté cubital le plus important, là où se trouvent les écueils les plus sérieux : le *pisiforme, qu'il ne faut pas laisser, et l'artère cubitale,* qu'il ne faut pas entamer (1).

3° temps : désarticulation. — *Il faut entrer par le côté externe,* après avoir senti l'interligne sous l'apophyse styloïde du radius, à l'aide de l'extrémité du pouce. Vous pouvez entrer de suite, je préfère couper d'abord les tendons dorsaux. Une fois l'article largement béant sur le dos et par côtés, vous tordez la main de droite à gauche et vous désinsérez les fibres du ligament palmaire sur les os ; après quoi, il ne vous reste plus que les tendons fléchisseurs, que vous coupez après avoir placé la main en T avec l'avant-bras.

4° temps. — Vous liez les nombreux vaisseaux, et vous réséquez les nerfs très saillants et volumineux.

---

(1) C'est pourquoi, dans un concours, il est peut-être préférable de choisir *le poignet gauche.*

VIII. — Désarticulation du coude.

Indications. — Cette désarticulation est bien ancienne, puisqu'au dire des auteurs elle remonterait à A. Paré ; elle subit de longues vicissitudes, tour à tour préconisée par Dupuytren et rejetée par Lisfranc. — Elle donna déjà de bons résultats en Crimée et lors de la guerre de Sécession ; actuellement, avec les nouvelles méthodes de pansement, toutes les contre-indications anciennes sont tombées et *la désarticulation doit sans conteste être préférée à l'amputation du bras, toutes les fois que cela est possible ;* elle présente, en effet, une saillie qui donne une bonne prise aux appareils prothétiques. Ses principales indications sont les broiements de la région antibrachiale, les coups de feu, etc., les brûlures, les ostéo-myélites, les tuberculoses diffuses des os de l'avant-bras, les néoplasmes.

Les principaux procédés sont : la circulaire, l'elliptique, le lambeau antérieur, le lambeau externe ; le plus simple et le meilleur, je ne dis pas le plus élégant, est constitué par la *méthode circulaire oblique ;* elle exige assez peu de téguments, elle recouvre très bien les apophyses.

Données anatomiques. — L'articulation du coude est un ginglyme angulaire parfait. L'interligne est oblique de dehors en dedans et de haut en bas. La trochlée descend à un centimètre plus bas que le condyle. L'interligne a la forme suivante : il est droit en dehors et représente un accent circonflexe en dedans ; il est situé à 2 centimètres au-dessous de l'épicondyle, à 3 centimètres au-dessous de l'épitrochlée.

L'extrémité inférieure de l'humérus compte environ 6 centimètres : 2 centimètres non articulaires à la partie interne, 2 centimètres pour la trochlée et 2 pour le condyle. Du côté antibrachial, nous avons la cupule radiale et le crochet cubital. Les points de repère osseux les plus importants sont : les *deux saillies extrêmes de l'humérus et la pointe de l'olécrâne. Les rapports réciproques de ces 3 saillies sont utiles à connaître en médecine opératoire, comme en clinique.* L'olécrâne, dans la flexion légère se trouve sur la même ligne que les saillies latérales de l'humérus ; lorsqu'on fléchit à angle droit, elle est à 3 centimètres au-dessous, et à 5 centimètres, dans la flexion forcée. La saillie olécrânienne est séparée de l'épicondyle par un plan de 3 à 4 centimètres ; en dedans, une profonde échancrure, où on peut introduire le doigt, la sépare de l'épitrochlée.

Les ligaments antérieur et postérieur sont insignifiants, les *latéraux au contraire sont très solides ;* l'interne se subdivise en 3 faisceaux : antérieur, moyen, postérieur ; l'externe, en 2 faisceaux : antérieur et postérieur.

La synoviale émet des prolongements supérieurs en avant et surtout en arrière sous le triceps ; elle communique avec la trochoïde qui réunit le radius au cubitus en haut. L'article est flanqué de paquets musculaires puissants, qui peuvent compter comme autant de ligaments actifs. En avant : biceps et brachial antérieur; en arrière, le triceps ; sur les côtés, les muscles épicondyliens et épitrochléens qui entourent l'articulation; les muscles extenseurs sont ceux qui se rétractent le plus.

L'artère humérale se subdivise à un centimètre au-dessous de l'interligne, c'est-à-dire à 3 centimètres au-dessous du pli cutané. On trouve tout autour de l'article un réseau anastomotique profond, formé par les récurrentes et les collatérales de l'humérale.

Des veines accompagnent ces artères; de plus, nous avons en avant l'M formée par les veines superficielles. A la partie antérieure, nous rencontrons les nerfs radial et médian, en arrière, le cubital dans la gouttière précitée. Ils sont tous à couper très haut.

Si nous finissons d'habiller la région, nous trouvons les téguments. La peau derrière l'olécrâne est plissée, chagrinée, mince, sans graisse, elle se rétracte peu, sa vitalité est minime, il y a là une vaste bourse séreuse, bien connue. Dans le pli du coude, la peau est mince, très rétractile, surtout en dehors.

Données physiologiques. — Les mouvements du coude sont la flexion et l'extension ; il existe en plus la rotation, qui se passe dans l'article radio-cubital.

Exploration. — Elle consiste à rechercher les diverses tubérosités que j'ai indiquées, surtout l'épicondyle et l'épitrochlée; vous faites rouler la tête du radius, pour chercher l'interligne.

Attitude. — Le *sujet* est dans la même position que pour l'amputation de l'avant-bras; un *aide* rétracte et maintient l'extrémité supérieure du membre, un autre soutient l'extrémité inférieure; le *chirurgien* se place en dehors.

Opération. — 1er *temps : incision.* — Au-dessous des tubérosités humérales, *à trois bons travers de doigt en dedans* (3 et 1/2 feraient mieux l'affaire), *à cinq travers de doigt en dehors*, le bras du patient étant en position moyenne, vous tracez une circulaire oblique, en inclinant convenablement votre couteau. Vous dessinez bien les 2 U inférieur et supérieur que comporte une circulaire.

2e *temps : dissection.* — Vous disséquez une courte *manchette de 2 centimètres.* Vous faites ensuite une *coupe à fond de tous les muscles,* puis une *recoupe sur le cône rétracté;* vous êtes rendus à l'article.

3e *temps : désarticulation.* — Suivre exactement le dessin de l'article —, en ayant soin d'exercer *une traction en bas* et un *mouvement* d'adduction pour séparer les surfaces articulaires extérieures et ne pas léser les cartilages. Vous coupez en dehors et en dessous jusqu'à l'olécrâne ; puis, après luxation de cette dernière, vous terminez *par des mouvements d'arpège*, en ménageant *la peau postérieure collée sur les os.*

4e temps. — Parage du moignon.

IX. — Désarticulation de l'épaule.

Moins ancienne que la précédente, cette opération remonterait, paraît-il, à Ledran en 1715 ; elle fut souvent utilisée par Larrey, lors des guerres du premier empire.

Elle doit céder le pas à l'amputation du bras au 1/3 supérieur et ne doit être pratiquée que quand cette dernière n'est pas possible.

Indications. — Elles se résument en somme à peu de chose : les broiements, les dilacérations à la suite d'accidents de machine, les grands délabrements à la suite de plaies par gros projectiles, les néoplasmes.

Les affections inflammatoires, les ostéo-arthrites tuberculeuses, nécessitent au contraire plutôt la résection.

Choix du procédé. — Il est souvent indiqué par les circonstances mêmes ; lorsque l'humérus est brisé vous devez recourir au davier de Farabeuf. Les principaux procédés de nécessité sont les suivants : le lambeau postérieur de Hello, l'antérieur de Delpech, l'externe de Dupuytren appelé encore « l'épaulette », l'elliptique de Marcellin Duval. On les emploie suivant les besoins, selon que telle ou telle partie vient à faire défaut. Il n'y a que deux procédés de choix : celui de *Fleury* (incision, résection et amputation circulaire), et le procédé de *Larrey* plus ou moins modifié, *la raquette*. Le premier est la méthode de prudence, quand on est peu ou mal aidé (chirurgie de campagne et à la campagne); le second est le plus élégant, le plus classique, celui que vous devez préférer et que je décrirai tout à l'heure.

Le procédé de Lisfranc, qui a la prétention d'être un procédé de chirurgie d'armée, est tout au plus bon pour les désarticulations d'amphithéâtre, pour le cas où l'on ne sait que faire des sujets; je ne le recommanderai donc ni pour la pratique, ni même d'une façon habituelle pour les exercices d'amphithéâtre, bien qu'il frappe toujours vivement l'esprit des élèves; il est d'ailleurs des plus simples à exécuter (1).

L'articulation de l'épaule est la plus mobile des énarthroses; du côté de l'omoplate, vous avez la glène, dont les dimensions représentent à peine le 1/3 des surfaces articulaires de l'humérus. Il est

(1) Pour pratiquer cette méthode, il suffit de bien mobiliser l'humérus et de ne ne pas trop écarter le bras du tronc; le couteau à double tranchant engagé dans l'aisselle pénètre dans le triangle coraco-clavi-huméral et ressort, coupant la capsule et le 1er lambeau; puis, passant derrière la tête humérale, il rase les os et taille le 2e lambeau; cela demande quelques secondes, j'ai souvent répété la manœuvre devant les élèves à la fin des travaux pratiques.

vrai qu'il faut lui ajouter la voûte acromio-cora-
coïdienne qui vient suppléer à cet emboîtement
par trop précaire. Cette voûte présente un développement transversal de 6 à 7 centimètres et de
30 à 35 millimètres dans le sens antéro-postérieur;
la coracoïde se trouve à 7 ou 8 millimètres de la
tête humérale, l'acromion à 15 ou 16 millimètres.
La tête humérale elle-même représente les 2/3
d'une sphère, elle s'insère à 155° sur la diaphyse.
Tous les points de repère osseux que nous venons
d'énumérer circonscrivent un petit triangle, dans
lequel on doit pénétrer, lorsqu'on pratique le procédé de Lisfranc, ce triangle est limité par l'humérus en dehors, par l'acromion et la clavicule en
dedans, la coracoïde en bas.

La capsule est un manchon conique qui permet
un écartement de 2 à 3 centimètres, quand l'air a
pénétré dans l'article, c'est là une disposition
unique (Bichat), elle est exploitée en médecine
opératoire.

Les ligaments qui renforcent la capsule sont :
le coraco-huméral, qui se subdivise en superficiel
et profond, et les ligaments gléno-huméraux de
Schlemm-Farabeuf : supérieur, moyen, inférieur.
Entre le moyen et le supérieur, vous avez la fosse
ovale de Weitbrecht, qui est comblée par le tendon du sous-scapulaire. La synoviale tapisse la
capsule et émet trois prolongements importants :
sous-scapulaire, sous-bicipital, et sous-épineux.
Signalons à côté la bourse séreuse sous-acromiale.

Les ligaments actifs sont formés par le manchon des muscles qui entourent l'articulation ; la longue portion du biceps forme de plus une sorte de ligament intrinsèque ; ces muscles et leurs insertions sont de notion trop banale pour que j'insiste. *Le manchon fibro-musculaire est plus ou moins exposé suivant les attitudes qu'on imprime au levier huméral ;* il faut bien retenir ceci, si on ne veut pas être gêné dans la désarticulation. *Si j'écarte le coude, les insertions se cachent ; si je rapproche au contraire ce dernier, elles se découvrent et viennent sur le couteau ;* ce mouvement doit être accompagné de mouvements de torsion en dedans et en dehors pour atteindre successivement toutes les parties.

En dedans, vous avez les vaisseaux axillaires, tout autour du col, les circonflexes ; la veine céphalique chemine sur le deltoïde ; citons comme nerfs, les branches du plexus brachial et particulièrement la branche circonflexe, qui contourne l'humérus et anime la masse deltoïdienne.

Les mouvements, avons-nous dit, sont très étendus ; vous devez, avant d'opérer, *rechercher la coracoïde, les tubérosités humérales ; bien mobiliser l'article et surtout répérer le sommet de l'acromion.*

Attitude. — Au cours de l'opération, le *sujet* est dans la situation suivante : le membre dépasse complètement la table d'opération, un coussin se trouve sous la région cervico-dorsale ; un *aide* se tient à chaque extrémité ; le *chirurgien* est toujours en dehors.

Opération. — *1er temps : incision.* — *A un centimètre* devant et *au-dessous du sommet de l'acromion*, la *peau suffisamment rétractée*, le couteau commence l'incision. Si vous doutez encore, si vous hésitez entre la désarticulation et une résection, descendez longuement (10 centimètres); sinon coupez la peau dans l'étendue de 5 centimètres seulement. Tracez la raquette, le sommet doit se trouver *à 4 travers de doigt au-dessous du pli de l'aisselle* (1).

2e temps : dissection. — Vous fendez, si cela n'est déjà fait, le deltoïde, le long de la queue de la raquette, puis vous le disséquez en avant jusqu'au coraco-brachial, en arrière jusqu'au triceps. Si vous voulez lier l'artère dès maintenant, vous allez la chercher en dedans du coraco-huméral que vous incisez ensuite ainsi que le biceps; le grand pectoral a été préalablement désinséré de la gouttière.

3° temps : désarticulation et section des muscles des tubérosités. — Saisissant le bras vigoureusement à pleine main gauche, vous faites exécuter à l'humérus des mouvements de rotation, qui viennent mettre sous le couteau les différents liens et la capsule que vous devez diviser. Le couteau doit marcher à petits coups et circonscrire complètement l'article, le tranchant bien perpendiculaire aux parties à diviser. On com-

(1) Bien entendu, la peau a été soigneusement rétractée avant toute mensuration.

mence tantôt en avant, tantôt en arrière, suivant le côté. Une fois l'article largement ouvert, on descend en rasant l'humérus luxé en dehors et on ressort en rasant tout un peu au-dessus de l'extrémité de la raquette.

4e temps : parage du moignon. — Si on n'a pas lié préalablement l'artère, un aide la comprime entre ses doigts, à la fin du 3e temps.

II. — DÉSARTICULATIONS DU MEMBRE INFÉRIEUR

I. — Désarticulation simultanée de tous les orteils.

Cette désarticulation, assez fatigante, est peu importante.

Le procédé de choix est celui qui porte le nom de *méthode à 2 lambeaux: dorsal et plantaire.*

Opération. — On passe transversalement sur le dos des 1res phalanges des orteils; sur le gros orteil surtout, il ne faut pas craindre de s'avancer jusqu'au niveau de l'articulation inter-phalangienne; écartant successivement chacun des orteils, on coupe les téguments dans les espaces interdigitaux, aussi avant que possible. A la plante, on passe un peu en avant des plis de flexion et on écarte les orteils comme tout à l'heure pour s'avancer autant que faire se peut sur les téguments des espaces interdigitaux. Aux deux extrémités des incisions dorsales et palmaires réunies, sur le milieu de la face externe des orteils extrêmes, on mène deux incisions qui vont jusqu'à la hauteur de l'interligne. On *dissèque* ensuite les lambeaux. Dans un *troisième temps* enfin, on désarticule, en s'en tenant aux principes déjà formulés ; l'orteil est tordu, le tendon fléchisseur est coupé et ainsi de suite ; à la fin, les orteils, pris successivement dans la main par le chirurgien, doivent se tenir tous par une mince languette tégumentaire restée dans l'espace interdigital (1).

II. — Désarticulation des orteils isolés et des métatarsiens.

Se reporter à ce que nous avons dit pour les doigts et les métacarpiens ; les mêmes procédés en effet sont applicables.

III. — Désarticulation tarso-métatarsienne ou de Lisfranc.

Au pied, d'une façon générale, il n'y a *que trois désarticulations pratiques : la tarso-métatarsienne, la sous-astragalienne et la désarticulation totale.*

Blandin fut un des premiers qui exécuta la désarticulation tarsométatarsienne. Garengeot n'avait-il pas prétendu qu'il fallait du génie pour entreprendre l'amputation médiane du pied ? On rapporte que Percy, un des plus brillants chirurgiens des guerres du premier Empire, pratiquant

(1) Le procédé le plus employé avec celui-là est celui de Dubrueil, avec lambeau interne pour mieux envelopper la tête du 1er métatarsien.

cette opération, dont il se tira d'ailleurs assez mal, dut se faire apporter le squelette d'un pied pour y voir l'agencement des os.

Il ne faut ni le génie de Garengeot, ni la précaution inutile de Percy; il suffit de quelques données anatomiques tracées de main de maître par Lisfranc en 1815, pour mener à bien cette désarticulation devenue plus que banale (1).

Depuis cette description de l'éminent chirurgien, on n'a pour ainsi dire rien ajouté, il est donc juste de réserver son nom à cette désarticulation, malgré les revendications anglaises, qui voudraient lui faire porter le nom de Hey.

Indications. — Les principales sont les suivantes : les gangrènes diverses, l'endartérite oblitérante chez le vieillard, le diabète, les congélations, les broiements de l'avant-pied, les maux perforants.

Choix du procédé. — Il y a deux procédés de choix : les 2 lambeaux de Marcellin Duval et le lambeau plantaire, auquel il faut toujours adjoindre une amorce de lambeau dorsal, si on veut bien recouvrir les os.

Données anatomiques. — Au point de vue du squelette, nous avons ici en présence les 5 métatarsiens, qui s'articulent de dedans en dehors avec les 3 cunéiformes et le cuboïde. La forme de l'interligne est le véritable « clou » de la désarticu-

____

(1) J. Brault, *la Chirurgie contemporaine* (*Bulletin méd. de l'Algérie*, juin-juillet 1894).

lation, elle est assez mouvementée (1). La direction générale de l'interligne de dedans en dehors et d'avant en arrière ne peut nous suffire ici, il nous faut décomposer cette ligne et ses brisures. Dans une première partie (*2 centimètres*), qui correspond à l'articulation du 1er métatarsien avec le 1er cunéiforme, l'interligne est légèrement dirigé *d'arrière en avant*. Dans une deuxième portion, on rencontre une mortaise, où vient s'encastrer le 2e métatarsien, ce créneau est très irrégulier, son fond évasé présente un développement d'environ *2 centimètres*, son bord interne, qui est le plus profond, mesure *1 centimètre*, tandis que son bord externe ne compte plus que *6 millimètres*. Reste la fin de la ligne articulaire, qui décrit *une courbe assez régulière à concavité postérieure et mesure 4 centimètres*.

L'article tarso-métatarsien, qui comprend 3 articulations en une seule, comporte 7 ligaments dorsaux, 5 plantaires et deux ligaments interosseux ; *un seul est important, parce qu'il est la « clef » de l'article, il va du 1er cunéiforme au 1er et au 2e métatarsien.* A ces ligaments proprement dits, viennent s'ajouter des ligaments actifs constitués par les muscles ; ils sont au nombre de 4 : le jambier antérieur, qui s'attache au 1er cunéiforme et au 1er métatarsien, le long péronier latéral, qui se rend à la tubérosité externe du 1er mé-

(1) On a proposé de remplacer la désarticulation médiane du pied par une amputation qui dispense de se préoccuper des interlignes.

tatarsien, enfin le péronier antérieur et le court péronier latéral, qui s'insèrent à la partie supérieure et externe du 5° métatarsien.

Nous comptons 3 synoviales, séparées par les ligaments inter-osseux; il y en a une pour le premier métatarsien, une pour le 2° et le 3°, qui communique d'ailleurs avec la synoviale médio-tarsienne, et enfin une dernière pour le 4° et le 5° métatarsien.

Données physiologiques. — Les mouvements sont pour ainsi dire nuls, surtout pour le 2° métatarsien.

Pour rechercher l'interligne, vous devez déterminer: *en dehors, la saillie, qui marque l'extrémité postérieure du 5° métatarsien; en dedans, la tubérosité du scaphoïde. Ce sont les seuls points de répère applicables sur tous les pieds, même œdématiés ou déformés.* CE SONT LES SEULS SUR LESQUELS VOUS DEVEZ BASER TOUS VOS CALCULS DANS TOUTES LES GRANDES DÉSARTICULATIONS DU TARSE (1). Emotion à à part, essayez par exemple de rechercher, même sur un pied normal, les saillies du 1er métatarsien et vous vous rendrez compte que ce n'est pas chose absolument facile, qu'il n'y a rien de bien net. A plus forte raison, ne faut-il pas compter sur ses sensations au moment d'un examen, d'un concours, d'une opération sur le vivant, pratiquée souvent sur un pied infiltré.

---

(1) On peut y ajouter cependant la tête de l'astragale.

La saillie du scaphoïde, la « dominante interne » vous guide d'ailleurs suffisamment, il n'y a qu'à retenir que notre interligne se trouve à environ deux travers de doigt en avant d'elle ; juste à la moitié du bord interne du pied.

Attitude. — Le *sujet* est couché sur le dos, le pied dépasse, la jambe porte en son milieu sur le bord de la table ; un *aide* fixe la région des malléoles et rétracte les tendons.

Opération. — Avant d'opérer (si cela est possible), il est bon de mobiliser un peu l'article à l'aide de mouvements de l'avant-pied.

Le procédé que nous décrirons est le lambeau plantaire avec amorce de lambeau dorsal (pied gauche).

Premier temps. — Vous tracez le contour des lambeaux ; pour bien recouvrir le 1er cunéiforme, pour avoir un plus joli résultat primitif, il faut légèrement modifier le procédé classique et ne pas, ainsi que le conseille Farabeuf, partir sur le bord interne du pied ; il faut garder des « ridelles », comme cet auteur le conseille pour le Chopart. A moins que le tracé de l'incision soit commandé par des circonstances cliniques, que je ne puis prévoir ici, toutes les fois que vous aurez du champ, toutes les fois que vous ferez de la médecine opératoire, procédez de la façon suivante ;

Vous avez fait rétracter la peau ; à *quatre bons travers de doigt en avant de la saillie scaphoïdienne*, en dehors du tendon de l'extenseur du gros orteil, vous incisez transversalement *jusqu'en face du 3e orteil* et ce n'est qu'à partir de là que vous recourbez progressivement votre incision *pour venir terminer un peu derrière le 5e métatarsien*, à l'union de la face dorsale et du bord externe. Vous devez ensuite revenir à votre point de départ ; incisant toujours de gauche à droite, *vous passez obliquement sur la face interne du 1er métatarsien*, en taillant pour ainsi dire un petit lambeau, vous arrivez ainsi à la plante, que vous traversez *sous la tête des métatarsiens*. La direction du tracé doit être un peu oblique, pour garder un peu plus en dedans qu'en dehors. Vous terminez en suivant l'intersection de la face supérieure et du bord externe du pied, pour retrouver la fin de votre incision dorsale.

2e temps. — Il comporte la dissection ; on commence par le lambeau plantaire ; vous disséquez légèrement le tissu cellulaire de la plante et dégagez un peu par côtés le lambeau ; puis, vous portant bien franchement sous la tête des métatarsiens, vous les jugulez avec le couteau, tout en tendant les orteils avec la main gauche. Lorsque cette section est accomplie, saisissez l'amorce du lambeau et *taillez de gauche à droite, en allant d'un bout à l'autre*, pour éviter les entailles en « marches d'escalier ». On arrive ainsi à raser les os et on aperçoit le bout du tendon du *long péronier latéral*, c'est le moment de s'arrêter.

C'est le tour de la face dorsale. Ici on pratique

successivement : la libération complète de la
peau, la section des tendons, et on remonte jusqu'à la découverte de l'interligne, en se *gardant
bien de trop dénuder le 1ᵉʳ cunéiforme qui ne
demande qu'à pointer.*

3ᵉ temps : désarticulation. — On doit s'attaquer tout d'abord aux articulations chefs de file ;
on commence par celle du 1ᵉʳ métatarsien, en
contournant sa saillie avec le couteau; on ouvre
de même celle du 5ᵉ et on parcourt rapidement
d'un trait oblique les 3 derniers articles.

Reste le *deuxième métatarsien; à un travers de
petit doigt* en arrière de l'articulation ouverte du
1ᵉʳ métatarsien, vous ouvrez le fond de la mortaise que nous avonssignalée en parlant des données anatomiques, il ne vous reste plus qu'à circonscrire ses côtés, ce qui est vousest facile, si vous
voulez bien vous rappeler ce que nous avons dit.

Ce n'est pas tout ; la « clef » tient encore, il
faut lui donner « le coup de maître »; pour ce
faire, vous insinuez le couteau couché, le tranchant en l'air, dans le premier espace, vous avez
soin de lui faire contourner la saillie externe du
1ᵉʳ métatarsien et vous l'engagez à fond dans le
cul-de-sac situé entre le ligament interosseux et
le long péronier latéral. Vous appuyez le dos du
couteau sur ce dernier tendon, puis vous le
redressez en le tenant à pleine main, *alors qu'en
même temps votre main gauche abaisse l'avant-
pied.* L'effet est rapide, l'article bâille largement,

vous n'avez plus qu'à tomber sur le 2e ligament interosseux, à tordre le pied et à suivre de près les os, en faisant écarter le lambeau inférieur, pour avoir facilement raison des ligaments plantaires.

4e temps : parage du moignon. — Il comporte, comme toujours, la résection des tendons et des nerfs, la ligature des artères.

IV. — Désarticulation médio-tarsienne (Chopart).

Elle date de la fin du xviiie siècle, mais aujourd'hui encore, comme au premier jour, on peut douter de sa valeur pratique. Comme c'est un excellent exercice d'amphithéâtre, encore demandé dans les examens, nous en donnerons une description sommaire.

Primitivement, la désarticulation est très belle ; mais le revers de la médaille, c'est le renversement consécutif du moignon, ce qui *rend l'intervention inférieure comme résultat définitif à la sous-astragalienne, au Pirogoff et même à la tibio-tarsienne.* Ces causes d'infériorité, qu'il serait trop long d'exposer ici, tiennent à des raisons d'ordre squelettique et musculaire. Les modifications nombreuses de Tripier, Chaput, Farabeuf, etc., sont sans doute des améliorations sur le procédé primitif, mais elles ne vous donnent pas la certitude d'avoir toujours un moignon utile. Dans le cas où *l'on se trouve devant un insuccès*, chez un malade qui vient vous trouver secondairement, le mieux est de lui proposer *l'arthrodèse.*

Indications. — Les indications sont les mêmes
à peu de chose près que pour le Lisfranc. — On
doit garder le plus d'étoffe possible, on taille un
lambeau supérieur très court, un lambeau inférieur très long.

Données anatomiques. — L'article tibio-
tarsien est composé de deux articulations secondaires : une interne, l'astragalo-scaphoïdienne;
l'autre externe, la calcanéo-cuboïdienne. L'interligne à la forme d'un **S** couché.

Le ligament astragalo-scaphoïdien supérieur
est presque nul; l'inférieur est plus solide, il va
de la petite apophyse du calcanéum au scaphoïde,
il est triangulaire à sommet externe, il est à moitié cartilagineux. Le ligament calcanéo-cuboïdien
supérieur est peu résistant; l'inférieur est au contraire puissant, présentant des fibres superficielles
et profondes, il part en avant des tubérosités cal-
canéennes pour aller s'insérer sur la gouttière du
long péronier latéral et pousser des expansions
sous les métatarsiens. *Reste le ligament en Y, qui
constitue la « clef » de l'articulation*, c'est une
véritable haie fibreuse, placée entre les deux
articles, ce ligament calcanéo-scaphoïdien supérieur va de la partie supéro-interne de la grande
apophyse du calcanéum à la partie supéro-externe
du scaphoïde et à la partie supéro-interne du cuboïde. Les muscles constituent en outre des ligaments actifs assez puissants. Les mouvements de
l'article sont assez étendus. Les points de repère

lors de l'exploration sont : *le tubercule du cinquième et la tubérosité du scaphoïde.*

Attitude. — Le *sujet* est couché, la jambe dépasse la table ; l'*aide* soutient la région sus-malléolaire et rétracte ; le *chirurgien* est à l'extrémité du membre.

Opération. — *1er temps : incision.* — A un bon travers de pouce en avant de l'articulation, presque à deux travers de doigts devant le tubercule du scaphoïde, on incise transversalement les téguments dorsaux ; puis on part des extrémités de cette ligne, pour tailler le lambeau plantaire (1), qui doit aboutir un peu en dessous de la tête des métatarsiens ; on prend un peu plus d'étoffe à la partie interne.

2° temps : dissection. — Disséquer le lambeau plantaire, de la même façon que tout à l'heure pour le Lisfranc ; revenir au dos, inciser les tendons au niveau de la peau rétractée, disséquer, relever le pédieux et les tendons jusqu'à l'article.

3° temps : désarticulation. — On met le pied en varus, après avoir bien reconnu l'interligne, on ouvre largement l'article ; on coupe le ligament en Y, la « clef », on tord et on achève comme d'habitude en rasant les os.

4° temps : parage du moignon. — Ne pas oublier

______

(1) Les extrémités de cette ligne restent à l'union de la face dorsale et des bords interne et externe du pied ; la base du lambeau doit être large, il doit « se tenir » après la désarticulation.

de suturer les tendons antérieurs au lambeau plantaire.

V. — Désarticulation sous-astragalienne.

Il s'agit ici d'une désarticulation récente, d'une des plus jeunes; mise en faveur par Malgaigne, Perrin et Chauvel, dont le mémoire fut couronné par la Société de chirurgie en 1873, elle avait été condamnée à priori par Legouest, qui craignait de parti pris la bascule du moignon.

L'astragale se tient bien, les résultats éloignés sont en général très bons et le malade marche soit avec une bottine de J. Roux, soit avec un pied articulé. Certains chirurgiens, comme Hancock, ont scié la tête astragalienne, ce ne peut être là qu'un procédé de nécessité, quand on n'a pas suffisamment d'étoffe pour recouvrir. Chaput et Tripier, pour conserver plus de longueur au membre, ont conseillé d'aviver la surface inférieure de l'astragale pour la suturer au calcanéum sectionné de diverses façons.

Après le « Lisfranc », c'est la meilleure désarticulation du pied; elle est bien supérieure au « Pirogoff », qui est presque aussi exigeant au point de vue de la couverture.

A Lyon, j'ai vu Jaboulay, dans une même séance, pratiquer sur un sujet atteint de congélation, la sous-astragalienne d'un côté et le Pirogoff de l'autre. Vous ne sauriez croire combien la comparaison était favorable à la sous-astragalienne, tant au point de vue du résultat secondaire que du résultat définitif. J'ai pu revoir le malade à la Société des sciences médicales de Lyon, un an plus tard ; les 2 moignons étaient parfaits, mais du côté de la sous-astragalienne, quelle différence au point de vue fonctionnel ! Au lieu d'un pilon rigide, on avait une articulation mobile, un véritable petit pied en miniature, sur lequel le sujet pouvait se tenir à « cloche-pied ».

En résumé, nous avons là une excellente intervention utilisable dans certains traumatismes (1), dans les néoplasmes et dans la tuberculose de l'avant-pied.

Malheureusement, comme le disait Perrin en 1875, ses applications sont restreintes, parce qu'il faut quand même pas mal de parties molles, parce que, dans la tuberculose tarsienne, comme l'a fait ressortir Ollier, l'astragale s'inscrit au premier rang. Il y a quelques années, j'ai eu à soigner pas mal de gens atteints de gangrènes infectieuses de l'avant-pied, je n'ai pu « placer » qu'une fois la sous-astragalienne, encore étais-je trop près des tissus infectés.

Dans le cas actuel, on ne peut pas penser au lambeau antérieur de Baudens, pas davantage à un procédé analogue au Syme qui ne recouvrirait pas.

Tous les procédés sont des dérivés du « J

______

(1) Broiements, gelures, brûlures, etc.

Roux » et du « Malgaigne », c'est-à-dire une sorte de raquette ou de lambeau interne.

Les deux procédés actuellement en faveur sont le lambeau plantaire amélioré de Farabeuf et la raquette externe de Verneuil, Perrin, Chauvel.

Il nous faut donner ici un mot de critique ; on a dit beaucoup de mal de la *vaste raquette* en honneur au Val-de-Grâce, on a parlé de lambeau « éléphantiasique », en somme, *si on a l'air de prendre beaucoup trop immédiatement, on va vers un excellent résultat final*, ce qu'il faut toujours avoir en vue. Lorsqu'on est riche en étoffe, il est donc préférable d'y recourir. La *méthode de Farabeuf est plus simple et plus demandée* dans les examens et les concours, c'est aussi le procédé *économique*.

Données anatomiques. — Ici on doit ouvrir deux articles : premièrement, on s'attaque à l'astragalo-scaphoïdien, dont l'ouverture est facile, en effet on n'a devant soi qu'une capsule faible ; le ligament calcanéo-scaphoïdien inférieur à moitié cartilagineux et la branche interne du ligament en Y seuls résistent. Deuxièmement, on passe à l'article astragalo-calcanéen, qui se décompose en deux articles distincts, séparés par un sinus occupé par le ligament interosseux ; c'est la « clef » de l'articulation ; en effet, alors que les ligaments périphériques sont faibles ou insignifiants, celui-ci est très fort, très résistant. Unique en dedans, il s'évase en dehors, formant deux faisceaux, deux haies fibreuses. Malgaigne attaquait ce ligament par la face interne, c'était une grosse faute ; Verneuil apprit à l'aborder par la partie externe.

Lorsque l'astragale est ainsi séparé du reste du pied, il doit tenir encore aux os de la jambe par plusieurs liens, en dedans par la partie profonde du ligament deltoïdien, en dehors par les deux ligaments péronéo-astragaliens ; *il faut soigneusement se garder de couper l'antérieur*. Au cours de la désarticulation. Il ne faut pas suivre de trop près la malléole externe, pour éviter d'ouvrir l'article tibio-tarsien, en coupant les fibres de la capsule tibio-astragalienne, qui s'insèrent sur le col de l'astragale ; on doit s'arrêter sur la tête de cet os.

Comme parties molles, nous avons en avant une peau mince et rétractile, les tendons extenseurs et leurs gaînes ; en arrière, une peau adhérente, le tendon d'Achille avec sa bourse séreuse ; en dehors et en dedans, la peau également assez serrée ; sur les parties latérales deux groupes de muscles flanquent la région, en dehors les péroniers latéraux, en dedans sous le ligament annulaire interne, le jambier postérieur, le fléchisseur commun et le fléchisseur propre qu'on ne *doit pas entamer, car il est le gardien de l'artère*.

La circulation est assurée, tout autour du cou-de-pied, par un riche réseau artériel pourvu de nombreuses anastomoses ; il est formé en avant : par la tibiale antérieure avec les deux malléolaires, la pédieuse avec la dorsale du tarse, et enfin la péronière antérieure, qui s'anastomose avec la malléolaire externe ; en arrière, la péronière postérieure fournit le rameau calcanéen ; en dedans, on rencontre la tibiale postérieure avec ses deux branches collatérales, nous devons surtout signaler la plantaire externe et sa branche récurrente.

Les nerfs principaux à réséquer sont : le musculo-cutané, le tibial antérieur et les plantaires.

Données physiologiques. — Elles sont constituées par les mouvements articulaires, d'ailleurs assez limités.

Les différents points de repère sur lesquels on doit se baser sont : *les malléoles, le tubercule du scaphoïde et surtout la tête de l'astragale*, qui se trouve à deux centimètres 1/2 au devant du rebord tibial. Pour la trouver, on doit exécuter des mouvements de flexion et d'extension et tordre le pied en varus.

Je vais décrire le procédé de Farabeuf, avec quelques légères modifications.

Attitude. — Le *sujet* est couché sur le dos, la jambe pend en dehors de la table, je décris l'opération à *gauche, c'est le pied de choix, surtout pour désarticuler ;* un *aide* soutient la jambe ; le *chirurgien* fait rétracter la peau.

Opération. — *1ᵉʳ temps : incision.* — Placé au bout du membre, vous saisissez l'avant-pied dans la main gauche, vous l'abaissez et le portez en dedans. *Vous partez à un bon travers de pouce en avant du tubercule du scaphoïde, sur le tendon de* l'extenseur propre; vous cheminez, avec le bistouri, *dans l'étendue de 5 centimètres, puis vous rétrogradez en arrière, parallèlement au bord externe du pied, en ayant soin de passer à deux doigts au-dessous de la malléole péronière et vous allez jusqu'au tendon d'Achille.* L'incision supérieure est terminée, l'aide soulève la jambe, l'avant-pied est porté en dehors, vous revenez à votre point de départ et *vous passez sur le bord interne du pied obliquement, pour arriver jusqu'au 1er métatarsien. A partir de là, vous entamez transversalement et à fond la plante du pied jusqu'en son milieu. Vous devez alors arrondir, en gagnant rapidement le bord externe du pied, que vous suivez pour aboutir à la fin de votre incision supérieure, en remontant un peu sur le bord externe du tendon d'Achille.* Repassez le couteau et incisez tous les tendons dorsaux et externes et *disséquez largement la lèvre inférieure* de votre tracé; vous avez terminé votre premier temps.

2e temps : désarticulation. — Vous allez maintenant désarticuler, l'aide fléchit la jambe à angle droit sur la cuisse; d'une main, il porte le genou en dedans et presse dessus; de l'autre, il fixe la région sus-malléolaire au bord de la table d'opérations. A ce moment, il faut chercher par des mouvements alternatifs de flexion et d'extension *la tête de l'astragale.* Vous ouvrez l'article astragalo-scaphoïdien, et, engageant votre lame à plat sous la tête de l'os, vous parcourez d'avant en arrière et de bas en haut, le canal interosseux afin d'abattre le ligament « clef » de l'articulation, le pouce se tient sur le calcanéum, les autres doigts en dessous, pour augmenter l'ouverture de la brèche. Abattez ensuite le tendon du jambier postérieur et le ligament latéral interne.

3e temps. — Reste à évider le canal calcanéen ; pour ce faire, souvenez-vous de sa direction oblique, rasez les os de près, en allant d'un bout à l'autre du lambeau interne et en entamant de plus en plus le tendon d'Achille ; *il faut éviter tous les tendons internes, surtout le fléchisseur propre du gros orteil,* qui est le plus exposé. L'opération est terminée, parez le moignon en réséquant les nerfs dorsaux et plantaires, en liant les artères et en ébarbant le tissu cellulaire et les franges tendineuses ou aponévrotiques trop compromises.

Résumé. — Si on veut se faciliter la besogne de l'évidement du canal calcanéen, il faut des deux côtés *disséquer très profondément la lèvre inférieure de la raquette et amorcer également la partie interne du tracé ;* à droite, je conseillerais même volontiers de disséquer d'avance à la « Farabeuf » ; à gauche, il peut être utile de faire empoigner le lambeau par l'aide et de partir de la partie amorcée, pour aller creuser d'avant en arrière à bon escient l'anse calcanéenne, en y voyant clair.

VI. — Amputation ostéo-plastique de Pirogoff.

C'est là une opération qui tient le milieu entre

les désarticulations et les amputations, puisqu'il s'agit de désarticuler le pied et de scier le calcanéum.

Ce fut en 1853, au Congrès de Tubingue, que le chirurgien russe Pirogoff proposa pour la première fois de conserver dans l'amputation de Syme la partie postérieure du calcanéum et de la souder au squelette jambier préalablement avivé.

Telle qu'elle était primitivement, on peut le dire, la méthode n'était pas très bonne. Il y a eu depuis un certain nombre de dérivés, qui ont fini par l'améliorer d'une façon notable. Parcourons-les rapidement.

Le procédé de Hancock soude l'astragale et le calcanéum préalablement avivés ; c'est là une méthode presque impraticable ; il est très rare que la suture tienne primitivement et encore moins secondairement.

Sédillot n'a fait qu'allonger les parties molles destinées à recouvrir une section très oblique du calcanéum.

La méthode de Tauber (de Varsovie), n'est pas tout à fait pratique, la coupe antéro-postérieure du calcanéum que ce chirurgien préconise donne sans aucun doute de grandes facilités d'exécution, on ne risque plus de blesser les parties molles de la face interne, mais le malade devra plus tard marcher dessus. C'est un procédé à ne pas conseiller ; un opérateur ne doit pas s'arrêter à des considérations de simplification de technique, lorsqu'il y va du résultat définitif, du résultat fonctionnel, le plus important à envisager.

La meilleure modification est, sans contredit, celle de *Pasquier-Lefort*. J'accole volontiers ces deux noms, parce que, de ces deux auteurs, l'un a décrit le premier cette modification, l'autre l'a méthodisée et vulgarisée. C'est ce procédé que nous allons décrire.

Indications. — Ici les indications se rapprochent beaucoup de celles de la sous-astragalienne et de la tibio-tarsienne ; traumas, gangrènes diverses, gelures, brûlures, telles sont les principales lésions qui peuvent commander l'intervention ; la tuberculose est beaucoup plus rarement en jeu, parce qu'il faut, ici, l'intégrité du squelette de l'arrière-pied. Enfin, nous le répétons, toutes les fois qu'on pourra faire la sous-astragalienne, il faudra de beaucoup la préférer au Pirogoff, parce qu'elle donne un moignon incomparablement plus utile.

Dans le Pirogoff, nous avons à pratiquer à la fois une désarticulation et une amputation dans la continuité.

Pour la désarticulation, les données anatomiques sont les mêmes que pour la tibio-tarsienne.

Le calcanéum, qu'on va scier, est un os cubique ; nous n'avons pas besoin d'entrer dans tous les détails de sa configuration. Il nous suffit de noter sur ses six faces les particularités qui peuvent nous fournir des repères précieux. A vrai dire, les faces supérieure, antérieure, inférieure et externe, avec leurs tubercules, nous intéressent fort peu. Il n'en est pas de même de la face interne et de la face postérieure. La première présente une excavation pour le passage des tendons, des vaisseaux et des nerfs, que nous retrouvons toujours comme obstacle dans les désarticulations de l'arrière-pied. Ce canal est surplombé par la petite apophyse du calcanéum, *qui jalonne de ce côté le décollement des parties molles et le passage de la scie*. Reste la face postérieure, elle présente des aspects bien différents suivant l'endroit où on l'examine. En haut, elle est lisse et en rapport avec la bourse rétro-calcanéenne ; en bas, au contraire, elle est montueuse, hérissée d'aspérités pour l'insertion du tendon d'Achille ; *c'est à l'union de ces deux portions que doit être appliquée la scie*. Pour les parties molles, je ne saurais répéter ce que j'ai dit pour la sous-astragalienne, c'est identique.

Données physiologiques. — Elles sont assez précaires et sont fournies par les mouvements de l'articulation tibio-tarsienne.

Les points de repère qui importent le plus dans l'exploration préliminaire sont les suivants : *tubercule scaphoïdien*, extrémité du 5e métatarsien, malléoles, bord antérieur de la mortaise tibiale.

Attitude. — Le *sujet* est couché sur le dos, le 1/3 inférieur de la jambe doit dépasser le plan de a table ; un *aide* soutient le membre et rétracte les téguments ; le *chirurgien* se tient en dehors à l'extrémité du membre.

Opération. — Un couteau de 10 à 12 centimètres de lame est l'instrument de choix. En médecine opératoire, on doit se souvenir que *l'opération s'exécute plus aisément sur le pied droit.*

1er temps : incision. — On part du tendon d'Achille et on incise les téguments jusqu'à un petit travers de doigt derrière le 5e métatarsien, l'incision passe à 3 centimètres au-dessous de la malléole.

Le tracé se recourbe ensuite sur le dos du pied et décrit une courbe à concavité postérieure.

Dans sa partie interne, la ligne d'incision doit se recourber très fortement en dedans pour aboutir jusque derrière le tubercule du scaphoïde. Ceci fait, on revient à la fin de l'incision externe que l'on continue en amenant sous les yeux les parties à entamer, et on taille à fond une guêtre plantaire convexe qui réunit les 2 extrémités de l'incision dorsale.

2e temps : dissection. — On rétracte la peau de l'incision externe et supérieure et on coupe les tendons.

3e temps : désarticulation. — On tâte l'article et, après l'avoir ouvert sur le devant, on coupe les ligaments latéraux sous les malléoles, comme dans le Syme, puis on s'occupe de dénuder la face postérieure et les flancs du calcanéum dans leur moitié supérieure.

4e temps : section osseuse. — Reste la section du calcanéum, on saisit fortement l'astragale par ses faces latérales avec un davier de Farabeuf et on tire à soi, tout en couchant le calcanéum sur sa face externe, le davier doit être horizontal.

Lorsque les parties supérieures du calcanéum ressortent bien, appliquez la lame de votre scie sur la face postérieure de l'os à l'union de la portion lisse et de la région rugueuse et sciez d'arrière en avant, de façon à passer immédiatement au-dessous de la petite apophyse en dedans. Ralentissez vers la fin et divisez les quelques fibres calcanéo-cuboïdiennes qui tiennent encore. Dénudez, avivez les malléoles et réséquez la mortaise en sciant un peu obliquement d'avant en arrière et de bas en haut (1).

5° temps. — Parez, drainez et suturez, comme dans les autres désarticulations de la région. La plupart du temps, un plâtre suffit à assurer la soudure osseuse et pas n'est besoin de recourir à un enchevillement quelconque.

VII. — Désarticulation tibio-tarsienne.

Cette désarticulation était presque abandonnée lorsque Baudens vint la tirer de l'oubli en 1839 ; cet auteur conseilla un mauvais procédé, qui rentrait cependant bien dans les idées de l'époque ;

(1) Le rebord de la mortaise tibiale descend plus en arrière qu'en avant.

à ce moment, pour éviter les sutures, pour éviter les clapiers, on recherchait les *lambeaux retombant tout naturellement par leur propre poids*. Ce sont ces idées qui conduisirent le chirurgien de l'armée d'Afrique à préconiser *le lambeau dorsal qui n'est ni assez épais, ni assez bien nourri*, pour supporter les pressions. En 1842, Syme, d'Edimbourg, trouva son procédé en étrier. Peu après Roux accrédita la méthode en France en exécutant un certain nombre de fois la méthode ovalaire. Aujourd'hui, on se sert de préférence soit du procédé ovalaire modifié, qui constitue la raquette de Perrin-Chauvel, ou bien encore du lambeau interne amélioré de Farabeuf, qui demande moins d'étoffe. Dans le procédé à lambeau interne, la cicatrice est un peu moins bien abritée que dans la raquette et même dans le Syme, qui est le meilleur des procédés de nécessité, surtout quand on est en dehors des concours et qu'on peut « peler » plus à loisir le calcanéum à la rugine. Dans ce procédé de Syme, il faut toujours suturer les tendons antérieurs aux chairs de la plante (anse mobile d'Ollier) (1).

J'ai eu deux fois recours au Syme pour des sphacèles étendus du pied (ulcères malgaches) et je m'en suis fort bien trouvé (2), j'ai eu des moignons irréprochables.

____

(1) Il ne faut craindre ni le renversement du pied, ni les stalactites osseuses.
(2) J'ai revu dernièrement un de mes opérés, c'est-à-dire

Il me reste ici un dernier point à élucider : une fois le pied tombé, doit-on garder les malléoles. Blandin ne les avait pas réséquées chez la modiste dont on trouve partout l'histoire ; cependant elle marchait et dansait fort bien. Toutefois, il faut le dire, c'est là une pratique plutôt mauvaise et qui peut amener des insuccès, nous nous conformerons donc à la règle généralement admise, qui commande de les abattre.

Indications.—Les principales indications sont : les traumatismes graves, les gelures, les brûlures et les diverses autres sortes de gangrène, les néoplasmes, la tuberculose lorsqu'elle n'est pas justiciable de tarsectomies même très étendues, au moins chez les jeunes sujets. On peut enfin se trouver en face d'une intervention secondaire, commandée par l'échec d'un Lisfranc, d'un Chopart, etc.

Données anatomiques. — L'article tibio-tarsien est un ginglyme ; du côté de la jambe vous avez une mortaise constituée par les facettes tibiales et les deux malléoles. Ces deux saillies ne se présentent pas symétriquement : la malléole interne se profile plus en avant et descend moins que l'externe, qui tombe à deux centimètres au-dessous de la face supérieure de l'astragale. Je ne vois rien à dire de la poulie astragalienne. Les

sept ans après son amputation ; le moignon est toujours parfait, notre homme marche avec la plus grande aisance à l'aide d'une petite bottine.

ligaments antérieur et postérieur sont insignifiants, on n'a à compter qu'avec les ligaments
latéraux. L'interne, appelé encore deltoïdien, se
divise en deux faisceaux : le superficiel s'insère à
la petite apophyse du calcanéum, l'autre, profond,
très puissant, prend attache dans les empreintes
caractérisées de la face interne de l'astragale. L'externe, plus compliqué encore, se trifurque ; nous
avons une branche antérieure, dite péronéo-astra-
galienne antérieure, qui va au col de l'astragale,
une moyenne qui s'insère au calcanéum et enfin
une postérieure qui va de l'échancrure située en
dedans de la malléole externe à la partie postérieure de l'astragale et au tibia.

Opération. — *Procédé de Farabeuf un peu
allongé.* — Je me mets dans l'hypothèse du pied
gauche, pour faciliter la description.

L'avant pied tenu solidement et abaissé par la
main gauche, l'opérateur part *un peu en dehors du
tendon du jambier antérieur, à un doigt en avant
du tubercule scaphoïdien. Après 4 ou 5 centimètres d'incision transversale, comme dans la sous-
astragalienne, vous rétrogradez parallèlement au
bord externe du pied, mais plus haut à un travers
de doigt au plus au-dessous de la malléole péronière et jusqu'au tendon d'Achille.* Portez ensuite
l'avant-pied en dehors et revenez à votre point de
départ, tracez une courbe légèrement convexe en
avant sur le bord interne du pied et gagnez *transversalement et à fond le milieu de la plante.* A par-

tir de ce point, revenez toujours à fond *directement en arrière*, pour rejoindre la fin de votre incision supérieure.

Disséquez en partie votre lèvre plantaire, puis
revenez à l'incision dorsale, coupez les tendons,
amorcez la lèvre supérieure jusqu'à l'article, que
vous ouvrez alors à la partie antéro-externe.

Il ne vous reste plus qu'à couper les ligaments
externes, à entrer dans l'article tibio-tarsien et à
évider le canal calcanéen, comme ci-dessus, lorsqu'il s'agissait de la désarticulation sous-jacente,
la sous-astragalienne. Sciez les malléoles et parez
le moignon.

Procédé d'exception « le Syme ». — Il est fort
utile à connaître.

Je suppose que l'on opère sur le pied droit. Le
chirurgien, armé d'un couteau court ou d'un fort
scalpel, empaume l'avant-pied avec sa main
gauche et le tord soit en dedans, soit en dehors,
suivant les besoins; l'aide rétracte.

L'incision part de la pointe de la malléole
externe, descend droit, passe transversalement
sous la plante, puis remonte verticalement pour
venir aboutir à un centimètre au-dessous de la
malléole tibiale. Le *couteau, activement secoué par
la main*, marche lentement, mais profondément
sectionnant tout jusqu'aux os. « L'étrier » est
tracé, il n'y a plus qu'à réunir la fin de ses deux
branches au devant du cou-de-pied. Si l'aide a
bien rétracté la peau, il ne faut pas faire cette

réunion trop convexe et descendre trop au-dessous de l'interligne, on aurait une lèvre antérieure trop longue et la coque talonnière non retenue pourrait tendre plus tard à basculer, à se renverser en arrière.

On conseille de faire également à fond l'incision antérieure, en général comme partout, aussi bien pour elle que pour l'étrier, nous préférons inciser en deux temps, c'est à peine quelques instants de plus et on voit mieux ce que l'on fait. Lorsque tout est sectionné, on doit commencer et pousser aussi loin que possible la dissection du côté de la plante et sur les côtés. On désarticule ensuite, comme il a été dit plus haut. Il ne reste plus qu'à terminer ; on dégage le tendon du long fléchisseur propre de sa gouttière astragalienne et on circonscrit le calcanéum en détachant le tendon d'Achille et les quelques fibres musculaires qui tiennent encore ; c'est ici surtout que la rugine trouve son emploi (1).

VIII. — Désarticulation du genou.

Cette opération, déjà très ancienne, donnait de mauvais résultats autrefois, avant l'antisepsie ; malgré Velpeau, qui la réhabilita un peu, elle était fort discréditée ; Larrey, on s'en souvient, faisait l'amputation à travers les condyles, toutes

(1) La section des os se fait comme dans l'autre procédé.

les fois qu'il le pouvait. — Je passe sur les statistiques. — Actuellement, on compte au contraire un très grand nombre de succès et l'amputation totale de la jambe peut prendre place entre l'amputation de Larrey et l'amputation de cuisse très bas. Cette amputation a des avantages ; on garde un plus long segment du membre que le muscle droit antérieur projettera en avant ; parfois, les opérés peuvent s'appuyer sur leur moignon, surtout si on a le loisir de faire l'opération suivant l'ancien mode de Blandin, remis récemment en faveur dans les cliniques de Lejars.

Avec le procédé habituel, celui de Baudens, on peut avoir de la conicité ; il arrive même que le moignon imparfait refuse tout service. De plus, au cas où on fait appuyer sur l'extrémité du moignon, la difformité est difficile à cacher dans la station assise, à cause du coussin épais qui allonge considérablement la cuisse et fait une saillie disgracieuse.

En dehors des deux méthodes de choix que nous venons d'énoncer, il existe de nombreux procédés de désarticulation du genou ; Velpeau faisait la circulaire, Blasius la circulaire à fente ; viennent ensuite la raquette à queue postérieure de Stephen Smith, les méthodes à lambeaux : 2 lambeaux latéraux (Rossi), etc...

Je ne parle ici que pour mémoire de l'opération de Gritti, qui, en somme, n'est pas autre chose qu'une désarticulation du genou avec coupe frontale de la rotule, section des condyles et suture des surfaces osseuses cruentées.

Indications. — Les principales *indications* sont les traumatismes très graves, ayant broyé la jambe assez haut, tout en conservant suffisamment de parties molles pour recouvrir, l'ostéomyélite simple très étendue, ou ostéomyélite tuberculeuse, parfois les néoplasmes du squelette jambier, les kystes hydatiques, les anévrysmes des os (sarcome hématique) (1).

L'article du genou, le plus vaste de l'économie, est une trochlée, 4 os s'y rencontrent, les surfaces articulaires sont du côté du tibia, des glènes, bordées par les semi-lunaires et séparées par l'épine où s'insèrent en avant et en arrière les cartilages précités et les ligaments croisés. La tête du péroné se trouve à un bon centimètre au-dessous de l'interligne. Le fémur présente, en face, ses deux saillies condyliennes ; il faut retenir que l'interne déborde en bas et en arrière et descend plus bas que l'externe. Entre les condyles, se trouve en arrière une vaste échancrure ; en avant une surface lisse, qui regarde la rotule dont le bec correspond à l'interligne lorsque la jambe est étendue sur la cuisse sans effort.

Les liens destinés à unir ces divers os sont les suivants : en avant, au-dessus et au-dessous de la rotule, on rencontre le ligament et le tendon rotu-

(1) Dans un cas semblable, j'ai préféré l'amputation de la cuisse.

liens, l'ensemble du système présente un angle très obtus, ouvert extérieurement. En arrière, le ligament postérieur perforé par places est renforcé par le tendon réfléchi du demi-membraneux; il présente de véritables capsules fibreuses, enserrant les condyles et se continuant en avant avec les ligaments latéraux. Le ligament latéral externe est une corde arrondie, qui va de la rainure sus-poplitée à la tête du péroné; l'interne, au contraire, aplati, rubané, est séparé par une bourse séreuse de muscles de la patte d'oie. Ces deux ligaments semblent s'élargir en avant pour venir former les ailerons rotuliens. Au moment de désarticuler, grâce à leurs insertions très reculées, les ligaments latéraux doivent être considérés surtout comme postérieurs; il faut se souvenir qu'ils se relâchent dans la flexion. Ce n'est pas tout, nous avons encore les ligaments intrinsèques, le ligament adipeux négligeable et les ligaments croisés antérieur et postérieur; le premier venant du condyle externe, le deuxième du condyle interne.

La synoviale, très étendue, tapisse toutes les surfaces non pourvues de cartilage et isole les ligaments intrinsèques de sa cavité même. Elle présente un cul-de-sac supérieur très grand, parfois distinct 7 fois sur 10 (Schwartz) et un prolongement à peu près constant sous le poplité; elle émet de nombreuses franges.

Outre les ligaments que nous avons énumérés plus haut, on rencontre des muscles qui sont autant de ligaments actifs. En arrière, nous avons ceux qui limitent le creux du jarret avec leurs bourses séreuses et le paquet vasculo-nerveux qui trace la diagonale du losange poplité, je ne reviens pas sur le triceps.

L'articulation est enfin revêtue par une aponévrose, par des téguments : peau et fascia.

Flexion, extension, rotation, inclinaison latérale ; tels sont les mouvements du genou.

Exploration préparatoire. — Elle consiste à rechercher principalement le *bec de la rotule*, qui correspond à l'interligne dans l'extension sans effort et le *tubercule antérieur du tibia*.

Attitude. — Le *patient* est couché sur le dos, la cuisse déborde jusqu'au 1/3 moyen ; un *aide* soutient le membre ; le *chirurgien* se place en dehors à droite, en dedans à gauche.

Opération. — Dans la méthode de Baudens, on commence l'incision à *5 travers de doigt au-dessous du bec rotulien*, on dirige le couteau obliquement, de façon à garder *5 travers de doigt à partir de la pointe de la rotule en avant et 3 travers de doigt au-dessous du pli du jarret en arrière.*

On dissèque ensuite les téguments, en se conformant au principe de Farabeuf et en gardant le plus possible de doublure. On *doit surtout disséquer en avant ; en arrière on se contente de bien libérer.* On retrousse alors la manchette, puis on coupe le ligament rotulien juste au niveau de l'interligne ; on doit inciser les ailerons de la rotule et les ligaments latéraux sur les condyles ; on se débarrasse du ligament adipeux d'un coup de revers du couteau et on a soin de couper les ligaments croisés très près de leur insertion condylienne, pour ménager les ménisques.

On fait enfin une incision de dégagement ; puis, rasant le squelette jambier, on détache les chairs, qu'on coupe un peu au-dessus de la peau rétractée ; à ce moment, la jambe est mise en T avec la cuisse.

On termine l'intervention comme toujours par le parage minutieux du moignon.

RÉSUMÉ. — *Il faut un peu considérer l'article du genou comme un gros article inter-phalangien.*

IX. — Désarticulation de la hanche.

D'après Farabeuf, on comptait tout au plus 5 ou 6 interventions de ce genre avant les guerres du premier Empire. Cependant, l'opération était étudiée depuis longtemps au point de vue théorique (Ravaton). L'amputation de la hanche faite pour la première fois par Larrey pour traumatisme de guerre a été bien souvent répétée depuis au cours des diverses campagnes du siècle dernier, mais ce n'est que dans ces derniers temps qu'on a obtenu de bonnes statistiques (Luning, en 1877, montre déjà que l'on sauve le 1/3 des opérés).

Indications. — La désarticulation de la hanche est le plus souvent indiquée ou plutôt commandée par les tumeurs malignes (1), par les lésions infectieuses du squelette crural. En chirurgie de guerre, la désarticulation primitive s'impose dans certaines blessures par gros projectiles avec fracas de la partie supérieure du fémur et vastes délabrements des parties molles. La désarticulation secondaire plus bénigne est la dernière planche de salut lorsque les tentatives de conservation, le nettoyage et la résection sont en train d'échouer.

Choix du procédé. — Les procédés abondent, les meilleurs sont ceux qui assurent bien l'hémostase, car c'est surtout faute de sang que meurent les désarticulés de la cuisse. Il faut se souvenir de l'émotion de Syme, aidé cependant par Liston.

Aujourd'hui on ne va plus aussi vite que du temps de Lisfranc, qui taillait un lambeau antérieur par transfixion ; on ne pourrait admettre une pareille façon de faire qu'au cas où il serait impossible d'anesthésier le blessé (2), dans le cas où il faudrait aller très rapidement. C'est là un procédé de nécessité, je dirai mieux, ce n'est plus qu'un exercice d'amphithéâtre.

En fait de procédés à conseiller, à employer,

(1) On a préconisé la désarticulation même pour certaines tumeurs bénignes très récidivantes, les myxomes de cette région ; je possède un cas inédit de tumeur myxomateuse très volumineuse de la hanche, que j'ai traité par des interventions économiques répétées ; il y a plus de 2 ans qu'il n'y a pas eu de récidive, mon malade a 68 ans.

(2) Actuellement, avec la rachi-cocaïnisation, cette indication disparaît à peu près complètement.

nous citerons les suivants : les 2 lambeaux, la raquette externe, la raquette antérieure ; nous devons enfin faire une mention spéciale pour le procédé de Ravaton, qui est encore la méthode la plus prudente, quand on n'est pas trop sûr de soi et de ses aides.

Parmi les procédés que nous venons de citer plus haut, deux sont surtout classiques : la raquette externe et la raquette antérieure améliorée ou méthode de Verneuil. Cette dernière permet d'énucléer le membre, ainsi qu'on ferait d'une tumeur, en liant préalablement tous les gros vaisseaux ; c'est actuellement le procédé le plus en faveur.

Il est nécessaire de dire ici un mot des divers moyens d'hémostase préventive qui ont été conseillés pour ménager le sang, lors de la désarticulation du fémur. La compression de l'aorte est une méthode difficile à réaliser ; la suture de Tredelenburg est aussi peu pratique ; j'en dirai autant du procédé de Chalot, qui consiste à aller chercher l'iliaque pour la comprimer. Comme on le voit, il faut toujours en revenir aux procédés lents, à la ligature en détail, progressive. (Verneuil, Ravaton amélioré.)

Données anatomiques. — A la hanche, le fémur et l'os coxal forment une articulation en « noix », constituée par la tête fémorale (2/3 de sphère), profondément encastrée dans la cavité cotyloïde. Une capsule très puissante maintient solidement les os, elle est renforcée par trois bandelettes de soutien : l'iléo-fémorale, la pubio-fémorale et l'ischio-capsulaire (Bigelow-Bertin). Reste un lien intrinsèque, le ligament rond.

Depuis l'expérience des frères Weber, on sait, de plus, qu'à la hanche, même les ligaments tombés, l'articulation tient encore grâce à la pression atmosphérique. Tous les mouvements existent, l'article très profond est défendu en avant et en dedans par les régions inguinale et obturatrice, en arrière par la région fessière, nous ne pouvons insister que sur les points qui importent à notre point de vue spécial.

Il faut bien connaître les muscles environnants pour les couper méthodiquement dans le procédé classique de Verneuil, rendu « anatomique », pourrais-je dire, par la description si claire de Farabeuf.

En avant et en dedans, vous avez : le droit antérieur, le couturier, le psoas, le pectiné et les adducteurs, en dehors le tenseur du fascia lata, en arrière les muscles fessiers et tous les muscles pelvi-trochantériens, qui s'insèrent au pourtour de la cavité digitale : pyramidal, obturateurs, jumeaux, carré crural.

Un cercle artériel très considérable entoure l'article, c'est l'écueil de la désarticulation. Nous trouvons en avant la fémorale primitive et sa bifurcation, les musculaires, les circonflexes antérieure et postérieure ; cette dernière, la plus profonde, contourne le col en passant sous le pectiné et s'anastomose avec sa congénère, et aussi avec l'obturatrice et la fessière. En dedans, on rencontre l'obturatrice; en arrière, la branche profonde du petit fessier et l'ischiatique, qui nourrit les muscles postérieurs et fournit une branche au nerf sciatique.

Les veines suivent les artères; inutile d'insister, par conséquent.

En avant courent les nerfs fémoro-cutané, crural, obturateur et la fin du génito-crural; en arrière s'étale le volumineux sciatique.

Les principaux points à rechercher dans l'exploration sont : l'arcade, l'artère fémorale et le grand trochanter.

Opération. — *1er temps : incision.* — *A partir du milieu du pli de l'aine, dans une direction intermédiaire à celle du col et des vaisseaux, vous incisez dans l'étendue de quatre doigts, vous recourbez* ensuite l'incision en dedans jusqu'au bord interne du moyen adducteur à 6 doigts au-dessous du pli génito-crural. Vous mobilisez la lèvre interne, vous découvrez les vaisseaux en fendant leur gaîne et vous liez artère et veine tout près de l'arcade. Vous continuez ensuite votre incision autour de la cuisse en passant obliquement pour arriver à la partie externe à trois doigts du sommet du grand trochanter; vous regagnez ainsi l'incision primitive à 6 centimètres au-dessous du pli de l'aine.

2° temps : dissection. — Dénudation du fémur. —

On entaille successivement les muscles : premièrement le couturier, qu'on saisit avec les doigts, puis le tenseur du fascia lata, puis l'aponévrose et les insertions du grand fessier. Cette besogne faite, on revient en avant; on coupe le droit antérieur, le psoas est abordable, on écarte les vaisseaux en dedans, la cuisse est mise en rotation externe, on fend la gaîne du psoas le long de son bord interne; à ce moment on fléchit légèrement, puis on accroche le muscle en question et on le coupe à la base du col fémoral.

3e temps. — C'est alors que commence la désarticulation. Suivant l'axe du col, la capsule est fendue dans toute sa longueur; continuant la flexion légère, on accroche la lèvre externe, on désinsère ainsi la capsule, les petit et moyen fessiers; la plupart des tendons des muscles pelvi-trochantériens sont aussi coupés. Après avoir fait un peu de rotation externe, vous désinsérez de même la lèvre capsulaire interne au ras du fémur. La cuisse est ensuite abandonnée à elle-même, toujours en rotation externe; vous transformez en T la partie supérieure de la fente capsulaire; le ligament rond se présente, on l'abat d'un coup de pointe. La cuisse pend verticale, l'aide l'exhausse, vous même vous saisissez la tête et vous rasez l'os pour taillader les parties molles et sortir à bon escient sans léser la peau de la fesse.

4o temps. — On pince vite toutes les artères, il est bon que les aides soient munis de grosses éponges désinfectées ; il faut réséquer largement le nerf sciatique, on lie son artère centrale après l'avoir fendu.

Dans le cas où on préférerait la raquette externe, voici comment on procède :

Mêmes attitudes que ci-dessus. Incision à fond, partant à mi-chemin entre la crête iliaque et le trochanter sur le prolongement du bord postérieur de cette saillie. Passant le bras à 5 travers de doigt au-dessous du pli de l'aîne on tire à soi obliquement le couteau, pour venir rejoindre la queue de la raquette ; une reprise par devant est nécessaire. Ceci fait, on dissèque le lambeau antérieur jusqu'au grand droit ; en arrière, on s'arrête dès qu'on aperçoit le sciatique. On circonscrit le grand trochanter, en coupant à fond la capsule et les muscles profonds qui s'insèrent à cette tubérosité ; les attaches des muscles sont successivement présentées au couteau par un mouvement de rotation qui ressemble à celui qu'on exécute à l'épaule. A ce moment, la désarticulation est pour ainsi dire faite, on attire le fémur, on sectionne le ligament rond et après avoir pincé l'artère fémorale (1), on termine en sectionnant les chairs. Le mieux, dans ce procédé, c'est d'aller lentement, d'imiter dans cette incision externe la conduite prudente rendue classique dans la méthode précédente.

(1) Si on ne l'a pas liée déjà.

X. — Symphyséotomie.

Indications. — Accouchements, tumeurs pelviennes chez l'homme et chez la femme.

Attitude. — C'est surtout dans la pratique des accouchements que l'intervention est appelée à servir; la *malade* est couchée sur le dos, dans la position obstétricale; le *chirurgien* se tient entre les jambes de la patiente.

Opération. — *1er. temps.* — Incision médiane de 8 centimètres : peau et tissu cellulaire sous-cutané ; elle part à 4 centimètres au-dessus du bord bord supérieur du pubis et vient aboutir à la racine du clitoris.

2° temps : section du ligament suspenseur. — L'incision est menée transversalement au-dessous du 1/3 moyen du pubis (2 centimètres); à l'aide de la sonde, on dénude l'arc sous-pubien.

3e temps. — Incision de la ligne blanche au-dessus du pubis, dans l'étendue de deux travers de doigt. Dans la fente ainsi pratiquée, on introduit l'index, puis une sonde incurvée qui est guidée par le doigt, on va jusqu'à ce qu'on trouve le bord inférieur de l'arcade. — La manœuvre change alors, la sonde-gouttière est poussée de bas en haut sous l'arcade et vient rencontrer l'index resté à l'attendre dans la plaie, pendant que le doigt se retire on finit par faire sortir l'instrument au niveau de la boutonnière supérieure.

4º temps. — Section de la symphyse à l'aide d'un bistouri mince.

5º temps. — Abduction des genoux, quand tout est coupé.

6º temps. — Après extraction du fœtus ou ablation de la tumeur, les deux pubis sont remis au contact et au besoin suturés (on peut se contenter de passer des fils dans les parties fibreuses).

Pansement, immobilisation; les cuisses sont placées en extension et adduction pendant 15 jours environ.

Pour l'ischio-pubiotomie (bassin oblique ovalaire), se reporter aux ouvrages d'obstétrique.

CINQUIÈME PARTIE

ARTHROTOMIES

Je résume sous forme de tableau les principales lignes d'incision.

I. — PRINCIPALES INCISIONS A RECOMMANDER POUR L'ARTHROTOMIE DES GRANDES ARTICULATIONS DU MEMBRE SUPÉRIEUR

I. — Poignet.

Incision dorso-radiale (Boeckel), côtoyant le bord externe des tendons de l'index; elle occupe la région du poignet et descend sur la région dorsale de la main (longueur variable, moyenne 8 centimètres).

Ajoutez-y parfois l'incision latéro-cubitale d'Ollier, qui part à 3 centimètres au-dessus de l'apophyse styloïde du cubitus et s'arrête à 2 centimètres au-dessus de l'extrémité supérieure du 5e métacarpien.

II. — Coude.

Incisions postérieures para-olécraniennes (longueur 5 à 6 centimètres).

III. — Épaule.

Incision parallèle au bord antérieur du deltoïde (longueur 10 à 12 centimètres).

II. — PRINCIPALES INCISIONS A RECOMMANDER POUR L'ARTHROTOMIE DES GRANDES ARTICULATIONS DU MEMBRE INFÉRIEUR

I. — Cou-de-pied.

Incisions de 3 à 4 centimètres au-devant de chaque malléole, ajouter la plupart du temps les incisions dites de décharge d'Ollier ; l'incision externe se fait derrière les péroniers ; l'interne entre le long fléchisseur commun et le long fléchisseur propre (voir *Résections*).

II. — Genou.

A deux centimètres des bords de la rotule et de chaque côté de 5 à 10 centimètres, suivant le cas.

Incisions de décharge. — Elles sont postéro-latérales (4 centimètres) ; on les fait au niveau des condyles fémoraux ; l'une, externe, est pratiquée au-devant du tendon du biceps ; l'autre, interne, entre les muscles de la patte d'oie. Ces dernières permettent un drainage en croix très efficace (1).

Quand il s'agit d'une hydarthrose, ou encore de

---

(1) Je dois cependant dire que j'ai eu à traiter plusieurs arthrites purulentes du genou qui ont guéri par les simples incisions latérales.

l'extraction d'un corps articulaire, j'ai toujours pratiqué la taille articulaire en un seul temps et je n'ai eu qu'à m'en louer (1). On fait une boutonnière supéro-externe de 3 centimètres environ.

Hanche. — Incision postérieure de Langenbeck : la même que pour la résection de la hanche. — Cette incision est préférable à l'incision antérieure de Schede.

Tracé de 10 à 12 centimètres. — L'incision doit commencer à 6 centimètres au-dessus du grand trochanter, elle est menée dans l'axe de la cuisse fléchie à 45°.

RÉSUMÉ. — En somme, pour les arthrotomies, surtout se rappeler les incisions principales et les incisions de décharge préconisées pour les résections. Parfois ces arthrotomies doivent être menées avec une grande rapidité ; dans un cas de morve, nous avons dû pratiquer successivement, sans le secours de l'anesthésie, l'ouverture du cou-de-pied droit, des 2 genoux, du poignet gauche et l'incision de 10 abcès. (J. Brault, *Gaz. hebdom.*, décembre 1896.)

(1) En particulier dans les hydarthroses dysentériques. J. Brault, *Traité des maladies des pays chauds*. 1899, p. 106.

SIXIÈME PARTIE

RÉSECTIONS

I. — TRÉPANATIONS DE LA BOITE CRANIENNE

D'après les archéologues et les anthropologistes,
l'usage de la trépanation remonterait à « l'âge de
pierre »; on sait que, de nos jours, elle est en honneur chez beaucoup de peuplades sauvages qui la
pratiquent fréquemment à l'aide des instruments
les plus grossiers.

Chez nous, l'opération est passée par bien des
tergiversations;

J.-L. Petit préconisa le trépan préventif, Boyer
le condamna, Sédillot plus tard essaya en vain de
le réhabiliter.

Quant au trépan curatif, au début du siècle,
Desault, Bichat, Malgaigne l'avaient jeté dans un
discrédit qu'il ne méritait pas. Une réaction était
nécessaire, elle est venue, il y a déjà pas mal d'années.

Depuis les travaux des physiologistes et des
anatomistes tels que Broca, Ferrier, Hitzig, etc...,
depuis aussi les plaidoyers convaincants de Bœ-

ckel, L. Championnière et de tant d'autres chirurgiens, la topographie crânio-encéphalique a été approfondie, les indications opératoires ont été mieux étudiées; en même temps le perfectionnement de l'outillage, la sécurité des nouvelles méthodes de pansement et d'hémostase ont permis d'aborder le crâne d'une façon moins timide.

C'est alors qu'on a pu user de la trépanation répétée, de la craniectomie, de la vaste ostéotomie temporaire de Wagner, etc.

Indications. — La trépanation peut être réclamée par des lésions traumatiques ou spontanées;

Parmi les *lésions traumatiques*, on compte des accidents primitifs, secondaires et tardifs.

Les indications tirées des *accidents primitifs* dans les traumas du crâne sont : les esquilles, les enfoncements, la présence de corps étrangers, les hémorragies surtout extra-dure-mériennes.

Les contre-indications *relatives* sont : la commotion ou contusion graves, les fractures de la base, la méningite suraiguë diffuse.

Parmi les *accidents secondaires*, nous avons la méningo-encéphalite en foyer, les abcès de Pott ou corticaux superficiels, l'irritation par esquilles déterminant des paralysies, des convulsions.

Restent les *accidents tardifs :* abcès profonds, psychoses, névroses, épilepsie jacksonienne, cicatrices méningées, ou même cérébrales; il faut se montrer parcimonieux dans ce dernier cas, car si le point de départ des crises épileptiformes est l'écorce, comme l'a montré Hitzig, *il faut craindre de perdre en voulant trop gagner*, il faut redouter d'amener une paralysie définitive, en enlevant le centre cortical, comme cela est arrivé à Bergmann.

J'arrive aux *lésions spontanées :* tumeurs vasculaires, artérielles, ou veineuses, tumeurs malignes, fongus de la dure-mère ; Pousson signale seulement 8 morts sur 22 cas.

Les lésions inflammatoires (ostéomyélite, tuberculose, syphilis) (1), les complications cérébrales des otites, très bien étudiées dans ces derniers temps, constituent également d'importantes indications.

Le trépan est, au contraire, d'une application contestable *dans les psychoses et névroses d'origine non traumatique.*

Données anatomiques.—Je passe à dessein sur les divers plans formant la voûte du crâne : téguments, aponévrose et muscles épicrâniens, péricrâne. Pour les méninges, signalons simplement les principaux vaisseaux, les principaux sinus à éviter : sinus longitudinal supérieur, sinus latéraux ; vaisseaux méningés, artère et veine (sinus sphéno-pariétal de Breschet), grandes veines anastomotiques.

(1) J'ai dû trépaner un Arabe qui présentait une ostéite syphilitique du frontal avec de nombreuses fistules et des portions séquestrées (J. Brault, statistique. *Arch. prov. de chirurgie*, 1898).

Le point capital en fait de données anatomiques est la topographie cranio-cérébrale, je vais la résumer.

Lorsque vous jetez les yeux sur la *carte cérébrale*, vous voyez immédiatement que les principaux centres connus sont ordonnés par rapport à deux des grandes scissures de la face externe des hémisphères : la *Rolandique* et la *Sylvienne*; *le problème se résume donc pour nous à rechercher deux lignes correspondant à ces deux scissures.* Pour tracer ces 2 lignes, il nous faut chercher nos jalons, en nous plaçant dans les conditions de la clinique, c'est-à-dire en ne prenant que des points faciles à retrouver toujours, sur tous les crânes revêtus de leurs parties molles. Ne croyez pas qu'il y ait ici de grands efforts de mémoire à faire, vous n'avez qu'à retenir *deux dépressions* et *une saillie :* l'angle naso-frontal, le conduit auditif et l'inion ou protubérance occipitale externe. Je laisse de côté les mensurations anciennes, celles des chirurgiens étrangers (anglais, allemands), pour m'en tenir à celles de Poirier, suffisantes en somme en clinique.

A l'aide des trois points de repère, nous pouvons tracer parfaitement nos deux lignes principales.

Occupons-nous d'abord de la ligne Rolandique. Pour en trouver le sommet, je prends la ligne supérieure naso-inienne, de l'angle nasal à l'inion, d'après les connaissances que nous possédons à la suite de nombreuses mensurations, le sommet du Rolando se trouve sur cette ligne à la *moitié plus un travers de doigt*, ou encore à *18 centimètres* du point de départ (1). Pour trouver le pied, nous élevons du bord antérieur du conduit *une perpendiculaire vers le vertex jusqu'à 7 centimètres 1/2, ou à la demi-distance du trou auditif à la ligne sagittale, moins un travers de doigt.* Nous n'avons plus qu'à réunir les points extrêmes ainsi trouvés et nous avons notre ligne Rolandique.

Pour la ligne Sylvienne, nous partons du même point initial, toujours de l'angle naso-frontal, mais l'aboutissant est un peu différent, bien qu'on se base toujours sur l'inion, on vient terminer à un centimètre au-dessus du lambda, c'est-à-dire à 7 centimètres au-dessus de l'inion. Cette ligne latérale naso-sus-lambdoïdienne correspond à la ligne sylvienne.

Il suffit d'échelonner les couronnes de trépan, le long de ces lignes, pour les superposer, pour ainsi dire à point nommé, aux *centres de localisations connues.*

Restent encore quelques lieux de trépanation, avec nos points de repère précédents, avec le *zygoma, l'apophyse orbitaire externe* et la *mastoïde;* leur recherche est l'affaire d'un instant.

Sur le milieu de la ligne qui relie la pointe de la mastoïde à l'inion, vous allez à la recherche

(1) Pour un crâne d'adulte bien entendu.

des collections du cervelet, sur le milieu de la ligne qui réunit le bord antérieur du conduit auditif externe, au bord postérieur de l'apophyse orbitaire externe ; à 5 centimètres au-dessus de la zygomatique vous trouvez la *méningée moyenne*.

Pour ce qui est de la trépanation de la mastoïde, je m'en occuperai particulièrement.

Instruments. — Dans les trépanations très larges, on se sert du maillet et du ciseau ; dans les trépanations ordinaires, il est préférable de se servir, comme le dit Ollier, du trépan à arbre, à villebrequin ; la tréphine, le trépan de Poulet sont des instruments d'exception ; la pince-trépan de Farabeuf est très bonne pour agrandir les ouvertures ; la pince-scie sert pour la crâniectomie proprement dite (1).

Dans une exploration préparatoire qu'Horsley recommande de faire la veille de l'opération, pour éviter toute émotion, toute précipitation (2), vous prenez vos mesures.

Dans les cas urgents, une simple ficelle, vos doigts, peuvent à la rigueur suffire, comme l'a montré Clado.

Attitude. — Le *sujet* doit avoir la tête appuyée sur un plan résistant et immobile, c'est un point capital. Le *chirurgien* se tient sur le côté.

(1) Je ne fais que signaler : les ciseaux à épaulement, les polytritomes, les crâniotomes divers, la scie à curseur et les autres instruments très ingénieux de Doyen ; on ne possède pas en général tout cela dans les amphithéâtres.

(2) C'est loin d'être toujours pratique.

Opération. — *1er temps.* — Incision des parties molles à fond, le tracé est en + en **T**, ou mieux en fer à cheval, à base inférieure. Ainsi on limite mieux le décollement du péricrâne, on a une obturation plus facile, le lambeau est mieux nourri, *car les artères montent.*

2e temps. — Après relèvement du lambeau cutanéo-périostique, vous passez au 2e temps, l'ablation de la rondelle osseuse. Vous faites sortir de quelques millimètres la pyramide centrale du trépan, une fois la voie tracée, vous la rentrez pour qu'elle ne soit pas offensive. Vous faites agir de plus en plus la scie circulaire *en tournant dans le sens de l'inclinaison des dents,* vous allez doucement, vous enlevez et vous réappliquez l'instrument à plusieurs reprises ; sur le vivant vous êtes guidés par l'hémorragie du diploé ; on ne se sert plus de la brosse, pour enlever la sciure, mais de tampons, de lavages. On est presque toujours obligé d'élargir, on applique alors plusieurs couronnes contiguës qu'on réunit au ciseau, ou encore à la pince gouge, ou à la pince-scie de Farabeuf.

3e temps. — La réparation de la brèche se substitue au parage des autres opérations ; peut-on réappliquer la rondelle? ici les avis sont partagés, Ollier compte surtout sur la dure-mère et le périoste, pour combler la perte de substance (1) ;

(1) Ces derniers donnent beaucoup en effet chez les sujets encore jeunes ; chez un homme de 33 ans atteint de coup de feu (suicide), j'ai dû enlever dans une trépanation

d'autres auteurs préfèrent remettre la rondelle, ils ont ainsi prétendent-ils une cicatrice plus solide, plus rapide. La chose n'est pas de mise, bien entendu, quand il s'agit de décompression à obtenir et qu'on doit drainer.

II. — TRÉPANATIONS SPÉCIALES

Ce que je viens de dire s'applique à la trépanation de toutes les localisations cérébrales ; je veux ajouter ici quelques détails sur la cràniectomie et la trépanation de l'apophyse mastoïde.

I. — CRANIECTOMIE

Indications. — Pratiquée un assez grand nombre de fois, tout d'abord par Lannelongue, Poirier, Pengrueber, puis par une foule de chirurgiens, cette intervention n'a pas donné tout ce qu'elle promettait. Faite en vue de combattre la microcéphalie, la synostose crânienne prématurée, elle partait d'un principe qui est contestable et elle n'a donné que des améliorations, quand elle ne s'est pas montrée d'un bénéfice absolument nul.

Opération. — Elle consiste à enlever dans l'étendue de 15 à 16 centimètres une bande

irrégulière presque toute la bosse frontale droite et l'arcade sus-orbitaire, le malade a guéri et au bout de quelque temps il ne présentait plus qu'une brèche de la largeur d'une pièce de 2 francs. — J. Brault, *Gazette hebd.*, juillet 1897.

osseuse d'un centimètre de largeur, on se sert du craniotome ou de la pince gouge, après trépanation. Il faut éviter le sinus longitudinal supérieur et se tenir à 4 centimètres de la ligne sagittale. *En général*, on mène la brèche osseuse d'un point situé à 3 centimètres de la suture fronto-pariétale, pour aboutir à la suture pariéto-occipitale; si, par hasard, on détermine une hémorragie du côté du sinus sphéno-pariétal, on l'arrête par la compression.

On n'incise pas la dure-mère et on suture sans s'inquiéter du périoste qui a été largement réséqué, il faut se souvenir que chez les jeunes sujets la dure-mère et le périoste peuvent beaucoup pour la reproduction osseuse.

II. — TRÉPANATION DE LA MASTOÏDE

Il s'agit ici d'une opération déjà ancienne qui a néanmoins surtout été bien étudiée dans ces cinquante dernières années. C'est depuis les recherches anatomiques et cliniques de Schwartz, Politzer, Hartmann, Duplay, Ricard, Picqué, Février, Broca, etc..., que l'intervention a pris rang dans la chirurgie courante et cela avec des indications précises et un manuel opératoire bien arrêté.

Indications. — La trépanation simple de l'apophyse est surtout indiquée dans les cas de mastoïdite aiguë avec ou sans abcès périmastoïdiens;

on a trop abusé de la simple incision de Wilde; les ostéites éburnantes, parfois très douloureuses, commandent également l'intervention (1). Les cas chroniques datant de plusieurs années réclament en outre *l'opération de Stacke,* si on veut tarir la suppuration de l'attique. Il faut se montrer surtout interventionniste chez les tuberculeux, les syphilitiques (Lallemand), afin d'éviter les complications cérébrales ou vasculaires des otites (Robin). Si malgré l'intervention, on voit la douleur et la fièvre persister, si on remarque des troubles cérébraux, il ne faut pas craindre d'intervenir plus largement (Picqué, Février, Wheeler, etc...).

Données anatomiques. — Pour les parties molles, nous avons les mêmes couches que dans la région occipito-pariétale.

Un mot seulement des vaisseaux et des nerfs. On peut en effet rencontrer sur son chemin l'auriculaire postérieure, qu'on liera à l'aide du ténaculum; parlons aussi d'une veine mastoïdienne, qui se rend au sinus en traversant obliquement la partie moyenne de l'apophyse.

Le massif osseux constitue la portion véritablement importante de la région, c'est sur lui qu'on

______

(1) Je n'ai pas à m'étendre ici sur le diagnostic différentiel de la mastoïdite accompagnée ou non d'abcès rétro-auriculaire ou de l'espace maxillo-pharyngien (Von Bezold), avec la périostite simple, la lymphangite ou l'adéno-phlegmon des mêmes régions.

travaille ; il représente une pyramide à sommet inférieur, qui est comme appendue au rocher. Nous laisserons de côté les rapports détaillés de l'apophyse, pour ne signaler que les points dangereux. En dedans, nous avons : le *sinus*, dans la fossette sigmoïde plus ou moins accentuée (Hartmann y insiste dans ses dessins); en haut, se méfier *de la fosse temporale*, plus ou moins abaissée ; en avant, se trouvent le *canal demi-circulaire postérieur* et l'*aqueduc de Fallope avec le facial*. La structure de l'apophyse est extrêmement variable, suivant les sujets, c'est cette variabilité que Zuckerkandl traduit par les épithètes d'*apophyses pneumatiques, diploïques, mixtes*. En somme, en face de cet état de choses, on pourrait croire que les données anatomiques ne servent à rien sur ce point particulier; cependant, en examinant de plus près, on voit qu'il y a quelque chose de constant; même dans les apophyses scléreuses, il existe toujours une *cellule initiale*, plus grande (antre petro-mastoïdien), c'est cet antre qu'il faut toujours viser dans la trépanation. Les cellules accessoires sont les cellules inférieures, c'est une mauvaise porte, à laquelle il ne faut pas frapper, en suivant la méthode de « *délaissement* » de Polosson (1), *même quand il existe des fistules basses*.

L'antre pétro-mastoïdien communique avec la

____

(1) Cavaroz, thèse.

caisse par l'aditus en avant et en haut, c'est par là qu'on doit continuer l'opération en faisant un « Stacke ».

Il nous reste à indiquer les divisions qui permettent de se reconnaître superficiellement dans la topographie de l'apophyse. Poirier divise l'apophyse en trois régions : antérieure, moyenne, postérieure. Le point qui mène le mieux sur l'antre se trouve dans l'espace d'un centimètre carré *placé derrière la moitié supérieure du conduit auditif externe, au-dessus de la linea temporalis, de l'horizontale passant par la spina supra meatum de Henle.*

Points de repère. — Ligne temporale, épine de Henle, et rebord postérieur du conduit auditif externe.

Technique opératoire. — On opère au lieu indiqué, au niveau du petit carré placé dans le quadrant antéro-supérieur de Ricard.

1er temps. — Incision de 4 à 5 centimètres dans le sillon rétro-auriculaire, 1 ou 2 millimètres en arrière. Incision d'un coup jusqu'à l'os ; hémostase ; bien s'éclairer.

2e temps. — Dénuder *l'apophyse en entier*, à la rugine.

3e temps. — *Trépanation proprement dite*, à l'aide du ciseau-gouge (lame d'un centimètre de large chez l'adulte, de 5 millimètres chez l'enfant), on peut se servir du couteau-gouge, rarement on a recours au trépan, creuser d'arrière en avant, aller jusqu'à 10 millimètres au plus, puis s'arrêter si rien ne vient. Les hémorragies de la veine mastoïdienne n'ont rien de redoutable; s'il y a lieu, on tamponne les sinus, parfois on a dû pratiquer la ligature de la jugulaire interne. Pas de sutures, pas de drains, tamponner à la gaze (1).

Opération du Stacke. — C'est l'atticotomie faite par le conduit auditif. Mêmes préliminaires que pour la trépanation de la mastoïde. Le protecteur introduit de bas en haut et un peu en dehors, on fait sauter au maillet le mur de la logette, la gouge est appliquée contre l'épine de Henle; on n'a plus qu'à curetter. On est libre de faire ensuite la trépanation rétrograde de l'aditus et de l'antre; inversement, on peut débuter par la trépanation mastoïdienne et terminer par l'ouverture de l'aditus et de l'attique; ici le protecteur est dirigé dans l'aditus. On fait sauter le mur de

(1) Pour la trépanation de la colonne vertébrale, voir les *Traités de chirurgie nerveuse.* — D'autre part, la technique de la ponction lombaire est trop banale pour nous arrêter plus d'un instant. Le quatrième espace est trouvé grâce aux crêtes iliaques bien repérées (Quincke); le malade est assis le tronc fléchi, ou couché en chien de fusil; l'index sur l'apophyse épineuse sus-jacente, on fait pénétrer l'aiguille à 5 millimètres en dehors sur une ligne transverse croisant l'apophyse à la hauteur de son extrémité chez l'adulte, entre les deux apophyses, chez l'enfant. Pour la méthode épidurale, plus simple encore, on repère les tubercules sacrés inférieurs et on pique entre les deux; l'aiguille doit être oblique (on doit pouvoir interposer le doigt entre elle et les téguments).

la logette à l'aide de deux coups de ciseau, l'un supérieur l'autre inférieur.

III. — RÉSECTIONS DES MAXILLAIRES

I. — MAXILLAIRE SUPÉRIEUR

I. — Résections totales.

Indications. — La plupart du temps, il s'agit de néoplasies, on doit donc faire surtout l'ablation large extra-périostée!

La méthode sous-périostée d'Ollier convient particulièrement chez l'enfant, quand on cherche à atteindre les polypes naso-pharyngiens par cette voie faciale (Flaubert, Huguier, Langenbeck, etc.). On peut s'en servir encore vis-à-vis de certaines ostéites et de certains kystes.

1. — MÉTHODE EXTRA-PÉRIOSTÉE

Données anatomiques. — Il faut avoir présentes à l'esprit les connexions du maxillaire supérieur, qui tient aux autres os de la face *par trois points principaux et un point accessoire ;* les 3 points principaux sont : *l'attache au malaire, qu'on attaque par la fente sphéno-maxillaire; l'apophyse montante, qu'on attaque par les fosses nasales, et enfin la voûte palatine, qu'on sectionne par voie naso-buccale.*

L'incision la meilleure est celle qui se cache

dans les plis naturels du visage, c'est elle que nous allons décrire.

Attitude. — Le sujet est couché dans la première partie de l'opération ; quand on a ouvert la cavité buccale, on relève légèrement la tête et le tronc.

Opération. — *1er temps : incision.* — Elle commence à la partie externe du rebord de l'orbite, elle suit ce bord, puis le sillon naso-génien, contourne l'aile du nez, enfin, arrivée à la sous-cloison, elle descend verticalement jusqu'au milieu de la lèvre supérieure. (Nous supposons que l'intervention a lieu à droite.) — On repasse dans l'incision, qui va de l'os malaire à l'aile du nez et on va jusqu'au périoste le long du bord inférieur de l'orbite. On ouvre l'aponévrose palpébrale avec le doigt et on nettoie le tissu cellulaire de la région pour bien dégager la fente sphéno-maxillaire. Après avoir disséqué les parties molles de la joue sans ouvrir la cavité buccale, on sectionne l'attache malaire soit à la scie à chaîne, soit au ciseau et au maillet ; la cisaille de Liston fait éclater l'os et risque de ne pas être assez puissante (1), nous en avons eu plusieurs fois la preuve au cours de nos exercices d'amphithéâtre.

Ceci fait, on passe à la branche montante ; les parties molles ont été suffisamment dégagées pour que la cavité nasale soit largement ouverte ; on y insinue la branche d'une cisaille de Liston et on

(1) Nous avons pu au contraire faire très facilement une résection à la cisaille, chez un enfant.

fait sauter l'apophyse montante ; en ayant soin de faire protéger les parties molles de l'orbite.

Jusqu'ici, on a accompli une besogne assez lente ; maintenant, *il va falloir se hâter*. On sectionne les parties molles au pourtour de la narine et on fend complètement la lèvre supérieure, saisissant le lambeau qu'on a soin de tendre, on abat rapidement le repli du vestibule buccal et on parfait, toujours très vite, la dissection des parties molles derrière la tubérosité maxillaire.

Désormais on va travailler du côté de la cavité buccale, la première incisive est arrachée. Le bistouri détache le voile du palais derrière la portion osseuse ; tout cela doit durer un instant. La cisaille de Liston est introduite, une branche dans la fosse nasale, l'autre dans la bouche, et la voûte palatine saute sous une pression energique.

Il ne reste plus qu'à saisir l'os avec un fort davier et à l'arracher par abaissement et torsion, on coupe les parties molles qui tiennent encore au lieu de les arracher (nerf sus-orbitaire).

Parfois il est nécessaire de donner un coup derrière la tubérosité, pour atteindre l'attache accessoire à l'apophyse ptérygoïde.

Tamponnez. Chose curieuse, l'hémorragie s'arrête facilement, *quand l'os est tombé*.

2. — Méthode sous-périostée.

La méthode sous-périostée est encore mieux

réglée. Elle diffère de la précédente par deux points principaux : 1° à la face, on dissèque le lambeau à la rugine, le nez est détaché de la même façon, le nerf sous-orbitaire peut être isolé et conservé ; 2° dans la cavité buccale, grâce à une incision para-alvéolaire, on détache toute la fibro-muqueuse palatine du côté à enlever.

Les autres temps sont communs.

II. — Résections partielles.

Elles se pratiquent assez facilement, grâce à la scie à volant.

Dans une première méthode dite *sous-orbitaire*, on enlève tout, sauf le plancher de l'orbite;

Dans une deuxième, on enlève tout, sauf le plafond de la bouche.

III. — Résection temporaire partielle.

C'est là une opération qui n'est pas à conseiller. Le procédé de Jules Roux, qui consiste à séparer le maxillaire de toutes ses connexions osseuses, en conservant tous ses rapports cutanés, paraît être le plus recommandable (1).

II. — MAXILLAIRE INFÉRIEUR.

I. — Résection d'une moitié latérale.

J'envisagerai seulement la résection d'une moi-

(1) Pour les résections partielle et temporaire se reporter aux traités complets consacrés aux résections.

tié latérale du maxillaire inférieur par la méthode sous-périostée.

Opération. — *1er temps : incision.* — On commence le long du bord postérieur de la branche mon_tante, un peu au-dessous du lobule de l'oreille ; on suit ensuite le bord inférieur de la mâchoire à 5 ou 6 millimètres en retrait pour mieux abriter la cicatrice, puis on termine par une incision verticale sur la ligne médiane. Cette dernière portion du tracé doit respecter le bord libre de la lèvre inférieure.

On incise jusqu'à l'os, en y comprenant le périoste.

2e temps. — Il comporte la dénudation de l'os à la rugine. On s'arrête au cul-de-sac du vestibule buccal et on dénude aussi haut que possible en dehors la branche montante; on passe ensuite à la face interne.

La section de l'os un peu en dehors de la ligne médiane du côté opéré se pratique soit à la scie à chaîne, soit à la scie à arbre. On a soin d'arracher l'incisive médiane et on passe après boutonnière la sonde-rugine destinée à guider la scie.

Une fois l'os scié, on le saisit avec un davier, on coupe les culs-de-sac gingivo-buccaux et on achève la dénudation interne en coupant le nerf dentaire inférieur à l'entrée du canal dentaire; on donne un coup de forts ciseaux courbes sur les attaches du crotaphite à la coronoïde; il ne reste plus qu'à tordre à « la Maisonneuve » ; ce qui dispense de toute désarticulation.

II. — Résection totale.

Elle se compose de deux résections semblables à celle que nous venons de décrire ; ici, toutefois, il est une chose à laquelle il faut penser : il s'agit de la fixation de la langue, qui a tendance à basculer en arrière.

IV. — RÉSECTIONS DES MEMBRES

I. — RÉSECTIONS DU MEMBRE SUPÉRIEUR

I. — Résection du poignet.

On fit d'abord l'esquillotomie dans les coups de feu de la région ; les deux Moreau attaquèrent les os du carpe pour la « carie » ; mais ce fut Dietz, en 1839, qui fit la première résection totale. Depuis que l'incision a soin de respecter les tendons, on a obtenu des résultats meilleurs (procédés de Lister, Boeckel, Ollier).

Indications. — Dans les luxations avec plaie, on doit essayer le plus possible la conservation et pratiquer la réduction ; dans beaucoup de lésions traumatiques, on doit se contenter de l'esquillotomie et de la régularisation des surfaces osseuses. Dans les ostéo-arthrites infectieuses, on a recours à des opérations partielles, surtout chez l'enfant. La tuberculose est souvent prise trop tard, c'est ce qui explique beaucoup d'insuccès, il faut tenter la résection quand le sujet est jeune et que les lésions ne sont pas trop diffuses. L'intervention peut également être indiquée dans un but « orthopédique » (ankyloses en position vicieuse).

Choix du procédé. — Quand il s'agit d'attaquer le carpe, la partie la plus atteinte dans la tuberculose, le procédé d'Ollier a une certaine supériorité sur ceux de Lister et de Boeckel.

Données anatomiques. — Les synoviales du carpe, la radio-carpienne et la radio-cubitale communiquent très rapidement à l'état pathologique. En outre, il faut savoir que l'os crochu et le tubercule du scaphoïde, qui servent à constituer le canal carpien, sont adhérents aux synoviales des fléchisseurs qui peuvent être rapidement envahies.

Point n'est nécessaire de se préoccuper de tous les ligaments, on peut considérer, avec Ollier, qu'il n'y a là qu'un manchon fibreux métacarpo-antibrachial renforcé du côté palmaire. On peut aussi considérer le carpe en bloc, comme un seul os, le périoste est faible.

On aborde les parties par le dos, ou par les côtés; il faut ménager : les nerfs, l'artère radiale, les tendons.

.Les os de l'avant-bras restent longtemps cartilagineux, la soudure des épiphyses ne se fait que de 20 à 25 ans. Les os du carpe restent cartilagineux jusqu'à 7 ans passés. Les cartilages de conjugaison des os de l'avant-bras sont de la variété mixte ; ils sont en effet en dehors de la synoviale extérieurement, mais, à l'intérieur, ils se trouvent intra-synoviaux, grâce à l'article radio-cubital inférieur. Il faut savoir que pour les os de l'avant-bras c'est surtout l'épiphyse inférieure qui est fertile (Ollier).

Opération. — La main est élevée sur un coussin. L'exploration préparatoire consiste à rechercher le diamètre bi-styloïdien, le relief du tendon de l'extenseur de l'index, l'extrémité inférieure du 2e métacarpien.

Incision principale. — Elle va du milieu du 2e métacarpien au milieu de la ligne bi-styloïdienne, en se tenant à 5 millimètres en dehors du tendon extenseur ; on la prolonge ensuite plus ou moins sur l'avant-bras, suivant les besoins de la cause.

On incise de plus en plus, sans ouvrir la gaîne du tendon qu'on récline, on cherche le deuxième radial pour inciser sur le bord interne de ce dernier, qui devra faire partie du lambeau externe. La portion du tracé qui est verticale intéresse le ligament annulaire en dehors de l'extenseur commun et de l'extenseur propre de l'index.

Incision cubitale. — Elle part à 3 centimètres au-dessus de l'apophyse styloïde du cubitus et va jusqu'à 2 centimètres au-dessus de l'extrémité supérieure du 5e métacarpien ; on suit la face palmaire du tendon du cubital postérieur ; ménager le filet du cubital.

L'incision de décharge au niveau de l'apophyse styloïde du radius est facultative.

Dénudation et extraction des os du carpe. — On peut commencer indifféremment ; on saisit les os à l'aide d'un davier ; on doit seulement être prudent du côté palmaire, à cause des *synoviales des fléchisseurs et de l'arcade palmaire profonde.*

Reste la résection des os de l'avant-bras. — Après dénudation, on coupe d'abord le cubitus, puis le radius dans l'étendue nécessaire (1).

II. — Résection du coude.

C'est à la fin du xviiiᵉ siècle, en 1794, que Moreau la pratiqua pour la première fois ; elle a rendu quelques services en chirurgie de guerre ; ses résultats sont surtout très beaux depuis qu'elle a été perfectionnée par Ollier ; avant lui, les résultats fonctionnels laissaient souvent à désirer.

Indications. — Dans une articulation aussi serrée que le coude, qui n'est guère abordable que sur les parties postéro-latérales, comme nous l'avons vu (arthrotomies) ; au cours des arthrites purulentes, dans les divers pseudo-rhumatismes infectieux, il est souvent indiqué de faire une résec-

(1) L'incision bilatérale se fait de la façon suivante : on pratique une incision plus ou moins longue sur le bord cubital ; du côté radial, on commence à un centimètre au-dessus de l'apophyse styloïde, ménager la branche dorsale du radial et les tendons, on incise le périoste en suivant le bord dorsal du long supinateur. Réséquer le cubitus le premier.

tion, afin de mieux drainer et de mieux aseptiser l'article. En pareil cas, on peut se contenter d'une résection semi-articulaire portant sur l'humérus.

Les ostéo-arthrites tuberculeuses du coude commandent souvent l'intervention, surtout chez les sujets adultes encore jeunes (1).

Diverses lésions traumatiques, coups de feu, etc., peuvent aussi entrer de temps en temps en ligne de compte, de même que les luxations irréductibles les ankyloses et les difformités congénitales ou acquises (2).

Choix du procédé. — L'incision en « baïonnette » d'Ollier est en tout point préférable, elle ménage le plus possible les tissus, en particulier le tendon du biceps ; elle donne en même temps tout le jour désirable pour les ablations les plus larges.

Données anatomiques. — Il suffit de se rappeler ce que nous avons dit de la région postérieure du coude à propos de sa désarticulation et de se baser

(1) Chez les enfants, il faut être plus réservé ; j'ai dû cependant opérer un enfant *d'un an* pour tuberculose du coude droit ; il y avait un gros tubercule intra-osseux au niveau de l'épiphyse humérale. Résection de l'extrémité inférieure de l'humérus, conservation du radius et du cubitus sains, dissection de la synoviale. La petite fille en question portait en outre 5 gommes tuberculeuses disséminées sur le tronc et les membres ; elles ont été opérées dans la même séance. Guérison, bon résultat. — J. Brault statistique. *Arch. prov. de chir.*, 1898.

(2) Chez un enfant de onze ans, j'ai dû réséquer la tête du radius pour une luxation irréductible datant de cinq années.

sur les mêmes points de repère : épicondyle, épitrochlée, bec de l'olécrâne, tête du radius. Les organes à ménager sont : 1° le tendon du biceps et ses connexions avec le périoste cubital ; 2° le nerf cubital dans la gouttière (1).

Opération. — *Incision.* — La première portion brachiale est conduite sur le bord externe de l'humérus, elle commence à 6 centimètres de l'épicondyle pour y aboutir. La deuxième portion oblique va de l'épicondyle à la base de l'olécrâne, au niveau du bord postérieur du cubitus. Enfin la troisième partie suit ce bord postérieur sur une longueur de 4 à 5 centimètres. Cette incision est menée progressivement jusqu'au squelette ; tout d'abord dans l'interstice entre le long supinateur et le biceps, puis entre ce même muscle et l'anconé ; c'est ainsi qu'on ménage toutes les fibres utiles.

Vient ensuite la dénudation, qui doit avoir pour premier objet le condyle externe. Elle s'attaque ensuite aux os de l'avant-bras : cubitus et radius. Ce n'est qu'après luxation et sciage de ces deux os qu'on revient à l'humérus, pour dénuder le condyle interne, c'est le point le plus délicat, il faut ménager le cubital. L'humérus luxé en fin de

---

(1) D'une façon générale, les cartilages de conjugaison du cubitus et du radius sont intra-synoviaux ; il en est de même de celui de l'humérus, qui comprend le condyle et seulement une partie de la trochlée. Ce n'est que vers l'âge de 17 ou 18 ans que les diverses épiphyses se soudent aux diaphyses.

compte est scié à son tour, au-dessus des tubérosités.

Je renvoie aux traités spéciaux pour les interventions partielles.

III. — Résections de l'épaule.

La résection de l'épaule fut une des premières en date (Bent, 1771); par sa situation elle est en effet relativement superficielle et dans les meilleures conditions sous tous les rapports pour la technique des résections.

Données anatomiques. — Inutile d'insister sur le manchon capsulaire de l'article. Signalons les 2 tubérosités qui regardent l'une en dehors (grosse tubérosité) et l'autre en avant; rappelons-nous ce que nous avons dit lors de la désarticulation de la gouttière et du tendon du biceps, ainsi qu'à propos de la voûte acromio-claviculaire. Le deltoïde double la capsule; les muscles sus et sous-épineux, le petit rond qui s'insèrent à la grosse tubérosité, le sous-scapulaire qui prend attache sur la petite sont autant de ligaments actifs. Il faut savoir conserver l'innervation du deltoïde, due au circonflexe; on doit ménager la veine céphalique; les artères circonflexe antérieure et la branche acromiale de l'acromio-thoracique sont le plus souvent intéressées au cours de l'intervention.

Le cartilage de conjugaison, qui s'élève en forme de dôme vers la tête de l'os appartient à la variété mixte, il est intra-synovial en dedans, extra-synovial en dehors. La soudure de l'épiphyse a lieu de 22 à 25 ans.

Choix du procédé. — Pour sauvegarder l'innervation du deltoïde, il faut pratiquer l'incision d'Ollier à quelques millimètres en arrière du sillon deltoïdo-pectoral.

Opération. — *1er temps : incision.* — Elle descend de la base de l'apophyse coracoïde, obliquement, en suivant le sillon deltoïdo-pectoral à 5 millimètres en arrière, peau et muscle sont coupés.

2e temps. — On sectionne le périoste, il faut éviter la gaîne du biceps ; on dénude la grosse tubérosité, puis la petite, après avoir fait récliner le biceps en dedans ; on luxe en avant, on achève la dénudation.

3e temps. — On coupe l'humérus à l'aide de la scie à arbre, juste au-dessous des tubérosités.

II. — RÉSECTIONS DU MEMBRE INFÉRIEUR (1)

I. — Résection de la tibio-tarsienne.

Moreau fit le premier cette résection, en 1792, pour une ostéo-arthrite tuberculeuse.

Toutes les opérations antérieures de Fabrice de Hilden, de Cooper, de Hey, n'étaient pas, à propre-

(1) Pour la résection du tarse antérieur et la tarsectomie postérieure totale, de même que pour la suture tibio-antepédieuse de Mikulicz, voir les traités spéciaux.

ment parler, des résections typiques. Pendant long-temps, l'opération donna de mauvais résultats dans la chirurgie de guerre (Sécession, Sleswig, etc.) Depuis 1878, en faisant de l'astragalectomie le point primordial, Ollier a bouleversé la technique de cette intervention.

Indications. — Il faut se souvenir du principe posé par Ollier lui-même : « *il vaudrait mieux amputer toujours que de réséquer toujours.* » Le chirurgien doit discerner les cas.

Dans les arthrites et les ostéites infectieuses, le drainage en X n'est souvent pas suffisant, de même que la simple résection des malléoles; il faut savoir sacrifier l'astragale.

Dans les lésions traumatiques, les luxations, les fractures compliquées, on doit surtout faire des résections atypiques, des résections partielles (résection modelante).

Dans la tuberculose, il faut surtout sacrifier l'astragale, qui est l'os le plus touché; on peut souvent se contenter d'un simple évidement des os de la jambe. On doit opérer surtout dans les cas torpides, chez les jeunes.

Les difformités congénitales ou acquises (fractures vicieusement consolidées, etc.) peuvent aussi commander l'intervention (1).

(1) Dans plusieurs cas de pied bot déjà anciens, chez des enfants marchant déjà depuis un certain temps et ayant des déformations très accentuées, j'ai obtenu de bons résultats en combinant l'astragalectomie avec une section de la par-

Données anatomiques. — L'article est un ginglyme serré; la malléole externe descend à un centimètre plus bas que l'interne; l'astragale, dont la poulie est enclavée dans la mortaise péronéotibiale, ne possède de périoste que sur son col, elle est mal nourrie et présente un véritable point faible (nécrose, tubercules). Cet os est solidement fixé par des ligaments (ligament deltoïdien, péronéo-astragalien postérieur, interosseux).

Les cartilages de conjugaison sont très près de l'article péronéo-tibial inférieur; néanmoins, ils doivent être considérés comme extra-articulaires, les pointes des malléoles restent longtemps cartilagineuses, l'astragale se développe par un seul point d'ossification. Pour les rapports avec les tendons, les vaisseaux et les nerfs, se reporter à ce que nous avons dit pour la désarticulation. Signalons toutefois les rapports intimes du long fléchisseur du pouce avec la partie postérieure de l'astragale et des péroniers latéraux avec la malléole externe; le muscle pédieux recouvre un peu la partie externe de l'article astragalo-calcanéen.

Choix du procédé. — Les procédés qui sectionnent les tendons doivent être rejetés (Holmes, Hueter, Reverdin, Kocher, etc...). La méthode d'Ollier est encore la meilleure, elle permet d'attaquer tout d'abord l'os le plus souvent malade, elle permet de bien voir et de bien drainer.

tie antérieure du calcanéum permettant un meilleur redressement de l'enroulement du pied.

Opération. — *1er temps : incision.* — Le pied
est à 120° en adduction, l'incision antéro-externe
commence 5 à 6 centimètres au-dessus de la malléole externe, elle suit le bord antérieur du péroné
et va vers l'espace qui sépare le 4e du 5e métatarsien ; elle s'arrête au bord antérieur du cuboïde,
pour ménager le tendon du péronier antérieur. A
un centimètre au-dessous du point où la ligne
correspond au bord antérieur de la malléole péronière, on trace une nouvelle incision de 35 millimètres, qui se dirige vers le talon. En repassant
dans l'incision on ouvre les deux articles péronéo-
tibial et péronéo-astragalien ; on trouve le pédieux,
on l'incise et on le récline en dehors.

En dedans, on circonscrit la malléole interne,
on s'arrête à son bord postérieur, puis 'n mène
une incision perpendiculaire, qui part du milieu
de la base de la malléole pour aller aboutir un
peu au-delà de l'article astragalo-scaphoïdien ; toutefois, il ne faut pas trop s'avancer de ce côté à
cause du tendon du jambier antérieur.

Incisions de décharge. — On en fait une en
avant ou en arrière des péroniers ; l'autre se pratique entre les 2 fléchisseurs, ou derrière le fléchisseur propre ; sur le vivant, Ollier conseille de commencer par cette dernière ; il faut prendre garde
aux vaisseaux. Ces 2 incisions mesurent 4 centimètres environ, on doit inciser la capsule.

2e temps : dénudation. — On commence par
la face externe de l'astragale et on désinsère

successivement le ligament péronéo-calcanéen antérieur et le ligament externe astragalo-calcanéen, ainsi que le faisceau superficiel du ligament en Y et on ouvre l'article astragalo-scaphoïdien. C'est alors qu'on revient au ligament interosseux pour le détruire et qu'on incise le péronéo-astragalien postérieur ; il ne reste plus qu'à détruire le ligament deltoïdien à la face interne.

3e temps : extraction. — On saisit l'os par son col à l'aide d'un fort davier et on l'arrache. — On traite ensuite les os de la jambe suivant les circonstances.

II. — Résection du genou.

Filkin pratiqua la première opération en 1762; Moreau l'exécuta le premier en France en 1792, aujourd'hui, c'est une des opérations les plus courantes dans les services de chirurgie.

Indications. — Les résections pour plaies de guerre n'ont pas en général donné de très bons résultats, la statistique doit s'améliorer de plus en plus.

Quant à la tuberculose du genou, elle est très fréquente ; le tibia est surtout atteint chez l'enfant, mais ici on doit faire des opérations économiques, on est obligé de graduer le degré de l'intervention suivant l'âge du sujet. Jusqu'à douze ans au moins, il faut être très parcimonieux et recourir à l'arthrectomie, à la tunellisation, aux cautérisations, aux évidements, etc...

Dans les ankyloses à angle droit ou obtus, on doit faire la résection cunéiforme ou trapézoïdale, surtout quand il s'agit de tuberculose mal éteinte. — Dans les ankyloses à angle aigu, on doit choisir la résection (1).

Données anatomiques. — Les extrémités du tibia et du fémur doivent nous arrêter un instant, la soudure de l'épiphyse fémorale au corps de l'os se fait attendre jusqu'à vingt ans, le cartilage de conjugaison est à la vérité mixte : extra-articulaire en avant, intra-articulaire en arrière. Le cartilage très bombé du tibia est également mixte dans les mêmes conditions. La rotule, cartilagineuse jusqu'à 3 ans, est ossifiée à 12 ans.

La capsule n'est bien nette qu'en arrière ; en avant, elle est remplacée par le tendon rotulien, les ailerons et par quelques fibres des ligaments latéraux.

La synoviale assez libre est facile à disséquer en avant ; elle est adhérente au contraire en arrière ; grâce à des diverticules, elle communique avec les bourses séreuses du creux poplité : en dehors avec celle du muscle poplité, en dedans avec celle du jumeau interne. Le cul-de-sac supérieur a des dimensions assez variables, il est parfois isolé (1 fois sur 7 environ).

A signaler comme vaisseaux l'articulaire

____

(1) Dans tous ces cas d'ankyloses à angles divers, la règle générale *est de mener deux traits de scie perpendiculaires aux branches du compas.*

moyenne et la grande anastomotique; comme nerfs le saphène interne.

Choix du procédé. — Le meilleur est l'II de Moreau modifiée.

Opération. — *Incision.* — On fait une incision transversale de 8 centimètres au-dessous de la rotule; aux deux extrémités de cette première incision, on en mène deux autres pararotuliennes, elles ont 10 centimètres en moyenne, 7 pour la branche supérieure de l'II, 3 pour la branche inférieure. On va hardiment jusqu'à l'os, puis on place le malade sur le côté et on pratique les incisions de décharge : l'une de 4 centimètres, au devant du tendon du biceps, l'autre de même taille, au niveau des muscles de la patte d'oie, entre le 1/2 membraneux et le droit interne; on incise la capsule.

Dissection et sciage. — On enlève la rotule en la détachant de son revêtement périostique, on dissèque le cul-de-sac supérieur, on sectionne les ligaments croisés, on détache les insertions supérieures des ligaments latéraux, on dé périoste le fémur en arrière, on luxe l'os et on scie les condyles après en avoir saisi un avec le davier. Le tibia est également dénudé, *puis scié d'arrière en avant.* Parfois, on est obligé de scier la tête du péroné, après l'avoir isolée des insertions du biceps. Drainages, sutures (1).

(1) Toutes les fois qu'elle est possible, même chez l'adolescent, la résection du genou présente des avantages

III. — Résection de la hanche.

Elle remonte à Antony White, qui la pratiqua le premier en 1821 ; jusque-là les chirurgiens étaient demeurés dans le domaine de la théorie. Ici encore nous devons rendre hommage à Ollier, qui le premier a bien étudié la résection sous-périostée et les résultats éloignés de l'intervention.

Indications. — Les statistiques des grandes guerres ne peuvent pas servir jusqu'à présent pour l'étude de la résection en chirurgie d'armée. Dans les ostéo-arthrites aiguës, on doit réséquer si les débridements larges n'ont pas suffi ; il ne faut pas trop tarder. *Dans la coxalgie, il faut essayer préalablement tous les autres moyens de traitement,* pour réséquer, il faut avoir la main forcée (1) (coxalgies non traitées, coxalgies acétabulaires) ; il ne faut pas faire de parti pris des sections sous-trochantériennes, le gros trochanter doit au besoin être gardé si c'est faisable par le procédé dit de la « tabatière ». Au point de vue orthopédique, l'indication la plus formelle est *l'ankylose totale des deux hanches ;* on doit faire porter la résection *d'un seul côté, et redresser l'autre fémur*

sur l'arthrectomie, les récidives sont beaucoup moins fréquentes, j'ai pu comparer autrefois les deux méthodes sur un certain nombre de mes opérés que j'ai pu revoir suffisamment longtemps après l'intervention.

(1) Bien des fois chez les enfants nous avons obtenu de bons résultats d'opérations économiques, unies à l'immobilisation prolongée.

par l'ostéotomie. Quand il y a ankylose d'un seul côté : ostéotomie. Dans les luxations non réduites, on doit rompre les adhérences. Enfin dans la luxation congénitale, *l'opération de Hoffa ne convient que quand il y a une déformation excessive, sans quoi il faut recourir à la méthode de Lorenz.*

Choix du procédé. — Il faut rejeter les procédés de Hueter, Schede ; on doit recourir *soit à l'incision externe, soit au procédé de la tabatière.*

Données anatomiques. — Chez les enfants, il y a trois épiphyses (tête, 2 trochanters). Le cartilage de conjugaison entre la tête et le *col est complètement intra-synovial.* L'acétabulum présente trois pièces principales et 3 points complémentaires. La synoviale et la capsule articulaire descendent plus bas en avant qu'en arrière. On passe dans l'interstice des muscles.

Vaisseaux à signaler : quelques branches de la fessière ; on n'aurait à s'occuper des branches de la circonflexe externe et de la grande musculaire que si on abordait l'article en dedans du couturier.

Nerfs. — Il faut éviter de sacrifier les filets musculaires en traversant le grand fessier, ou le moyen fessier. Quant au sciatique, il ne faut pas aller de son côté à mi-chemin entre l'ischion et le grand trochanter.

1. — PROCÉDÉ ORDINAIRE

Opération. — La cuisse est à 135° ; les aides

soutiennent le membre et fixent la peau ; le chirurgien est en dehors.

1er temps : incision. — A 4 travers de doigt au-dessous de la crête iliaque et à 4 travers de doigt en arrière de l'épine antérieure et supérieure, on commence l'incision, qui se dirige en avant et en bas jusqu'à la saillie postérieure du grand trochanter ; après quoi, on suit le bord postérieur de cette tubérosité ; l'incision mesure en tout de 8 à 12 centimètres.

2e temps : dénudation. — On écarte le grand fessier en arrière, après avoir passé entre ses faisceaux ; on voit le moyen fessier, on passe dans l'interstice entre lui et le pyramidal, on évite si possible de diviser le petit fessier, qu'on reporte en avant. La gaine capsulo-périostique est incisée depuis le bourrelet cotyloïdien jusqu'à la cavité digitale suivant le bord supérieur du col. On incise à fond le bourrelet cartilagineux, et on libère la capsule par deux incisions transverses. On dénude et on soulève toutes les insertions tendineuses à la cavité digitale ; après flexion et adduction, on coupe le ligament rond, la tête est luxée ensuite et on dénude la face inférieure du col et le petit trochanter.

3e temps : section. — On coupe là où on s'est arrêté, en tenant compte des lésions.

2. — PROCÉDÉ DIT DE LA TABATIÈRE.

Opération. — L'incision courbe descend à 4

centimètres 1/2 au-dessous du bord supérieur du grand trochanter ; les deux extrémités se tiennent à 5 centimètres en avant et en arrière de ce même bord supérieur.

Après avoir incisé aponévrose et muscles, dans l'intervalle des faisceaux ; on scie de bas en haut et de dehors en dedans. On pratique : la dénudation du col, la luxation de la tête et la section comme précédemment ; dans certains cas, après drainage, on peut suturer et conserver le couvercle de la tabatière, le vaste copeau trochantérien (1).

Résumé. — Il ressort nettement de toutes ces descriptions que les résections en général peuvent être réduites à trois temps : *incision, dénudation, section osseuse.*

Pour les indications, chez l'enfant, il faut retenir que *l'ostéomyélite infectieuse se passe au niveau du bulbe de l'os, au-dessus du cartilage de conjugaison,* tandis que la *tuberculose s'attaque de préférence aux épiphyses.*

V. — OSTÉOCLASIE. — OSTÉOTOMIE

Pour ces diverses interventions, je renvoie le lecteur aux traités spéciaux :

L'ostéoclasie se fait avec les ostéoclastes de

____

(1) La plupart des autres résections se pratiquent à l'aide de tracés très simples : lignes droites avec incisions de dégagement aux extrémités, incisions en H, incisions en fer à cheval ∩, il nous semble inutile de donner l'énumération de tous ces cas particuliers.

Colin et de Robin, ou à la main. Tillaux fracture sur le bord de la table ; les Italiens se servent d'un billot.

L'ostéotomie est pratiquée : soit à l'aide des ciseaux de Mac-Ewen, soit encore à l'aide de la scie à chaîne.

Quand on se sert de la première méthode, l'incision des parties molles est menée rapidement jusqu'à l'os, le membre est appuyé sur un coussin rempli de sable mouillé, la section de l'os est faite à l'aide du maillet et d'un jeu de ciseaux d'épaisseur variable.

La méthode de la scie nécessite deux incisions, mais elle traumatise moins l'os, on voit plus clair, elle convient surtout aux os éburnés (1).

(1) Phocas. *Leçons de chirurgie et de chirurgie orthopédique*, 1897. — J. Brault. *Ostéoclasie et ostéotomie chez l'enfant* (*Arch. prov. de chirurgie*, 1897, et *in* thèse de Lannaux, Lyon, 1902).

SEPTIÈME PARTIE
INCISIONS DANS LES PRINCIPALES LOCALISATIONS PHLEGMONEUSES

Règles générales. — A la face et au cou, on doit faire des incisions petites.

Dans le cas d'abcès en « *bouton de chemise* », il faut prendre soin de débrider non seulement la peau, mais encore l'aponévrose.

Dans les abcès profonds, situés dans des régions dangereuses (cou, aisselle, abdomen, paume de la main, aine, creux poplité, plante du pied); on doit de préférence procéder *couche par couche*, à moins toutefois que le pus ait déjà usé les couches profondes; dans ce cas, on incise la peau et le tissu cellulaire, puis on débride à la sonde cannelée et on agrandit avec le doigt..

I. — LOCALISATIONS SUR LA TÊTE

La paracentèse du tympan, dans l'otite aiguë suppurée, doit être pratiquée dans la portion sous-ombilicale (1).

(1) Un miroir frontal, le Toynbee et un couteau de Græfe suffisent ; nous nous sommes contentés le plus souvent de cette instrumentation sommaire.

La paracentèse de la cornée se fait dans la région scléro-cornéenne inférieure ; on peut aussi pratiquer l'opération de Saemisch.

II. — LOCALISATIONS SUR LE COU (1)

I. — Phlegmons sous-maxillaires.

Opération. — On incise la loge sous-maxillaire ; le tracé est parallèle au bord inférieur de la mâchoire, inciser couche par couche, se souvenir du trajet de la faciale.

Pour le phlegmon sublingual, angine de Ludwig, même tracé, mais inciser le mylo-hyoïdien.

II. — Phlegmons maxillo-pharyngiens, juxta-pharyngiens et thyro-hyoïdiens.

Dans les phlegmons maxillo-pharyngiens, il faut se garder d'ouvrir par le pharynx, afin d'éviter la blessure de la carotide refoulée ; on fait une incision le long du sterno-mastoïdien.

Il en est de même pour les phlegmons profonds de la région carotidienne ; on fait l'incision seulement plus bas (incision de la carotide primitive).

L'incision haute de tout à l'heure peut également convenir aux abcès juxta-pharyngiens, à moins qu'ils ne pointent trop nettement à la partie postérieure du pharynx, auquel cas on les opère de ce côté.

(1) La topographie des phlegmons de cette région est en partie commandée par la disposition des ganglions lymphatiques et les loges aponévrotiques.

Inciser carrément la région thyro-hyoïdienne, dans les phlegmons qui présentent cette localisation (1).

III. — Phlegmons de la nuque.

On incise couche par couche, au niveau de la région sous-mastoïdienne ; le sterno-mastoïdien est lui-même divisé.

IV. — Phlegmons diffus du cou.

Les phlegmons diffus réclament des incisions multiples, des cautérisations ignées profondes, dans les zones infiltrées ; enfin parfois même la trépanation sternale, quand ils ont gagné le médiastin.

III. — LOCALISATIONS SUR LES MEMBRES

Ici, pour placer ses incisions, il suffit de se souvenir du trajet des nerfs et des vaisseaux ; elles doivent être parallèles aux paquets vasculo-nerveux.

I. — Phlegmons de la paume de la main.

Dans cette région, on doit redoubler de précautions ; vers le talon de la main, il faut se tenir sur les éminences thénar et hypothénar (2).

(1) J. Brousses et J. Brault, *Phlegmon grave de la loge glosso-thyro-épiglottique.* (*Revue de chirurgie*, fév. 1893.)

(2) Dans les phlegmons qui communiquent avec un second foyer situé à l'avant-bras, on doit faire une contre-ouverture dans cette région.

Dans le creux de la main, il faut avoir bien présentes à l'esprit les lignes que nous avons données pour les ligatures.

Enfin, vers les doigts, *il ne faut jamais inciser dans un espace interdigital, mais bien dans l'axe du doigt.*

II. — Phlegmons de l'aine.

Les uns incisent perpendiculairement; d'autres parallèlement au pli; dans ce dernier cas, il faut craindre un peu le recroquevillement des bords.

Les bubons doivent être ouverts de *bonne heure, dès qu'on sent le puits* et cela par ponction au bistouri étroit; on peut faire ensuite une injection modificatrice.

III. — Phlegmons du pied.

Les lignes qui marquent les tracés des ligatures de la plante sont aussi d'un grand secours pour l'ouverture des phlegmons de cette région.

IV. — LOCALISATIONS SUR LE TRONC

I. — Phlegmons de l'aisselle.

Il faut toujours se souvenir *qu'il n'y a qu'une paroi dangereuse, la paroi externe.*

II. — Abcès de la fosse iliaque.

Ils sont surtout justiciables de l'incision de l'iliaque primitive (Tracé de Cooper) (1).

(1) J'ai même opéré par cette voie une variété très rare de phlegmon, la variété intermusculo-périostique. (J. Brault,

L'incision de Max Schuller, menée verticale le long du droit, est très bien placée pour la plupart des abcès appendiculaires; je la préfère à l'incision de Roux (1).

III. — Abcès de la marge de l'anus.

Il faut toujours pratiquer l'incision complète préventive de la fistule (Faget, Reclus). Dans cette dernière, il ne faut pas s'arrêter à l'incision simple, on curette et on suture.

IV. — Abcès de la prostate.

Ils doivent être ouverts par la voie périnéale, par incision prérectale (2).

V. — Infiltration d'urine.

L'infiltration d'urine *ou phlegmon urineux diffus* réclame l'incision du foyer péri-urétral; toutes les parties infiltrées plus ou moins éloignées seront ouvertes à l'aide de longues incisions au bistouri ou au thermo (détersion à l'eau oxygénée). Cette méthode m'a donné un rapide succès chez un jeune indigène, qui s'était rompu l'urètre en tombant à califourchon sur un madrier.

Soc. de chir., et *Revue de chirurgie,* février-mars 1895.)
(1) Je l'ai appliquée plus d'une vingtaine de fois sur le vivant et je n'ai pas eu à m'en plaindre, puisque dans tous ces cas je suis arrivé assez facilement en bonne place et que je ne compte aucun décès.
(2) J'ai ouvert, il n'y a pas bien longtemps, un abcès de cette région survenu chez un individu que j'avais opéré tardivement d'appendicite; chez le même sujet, j'ai dû ouvrir une parotidite gauche.

HUITIÈME PARTIE (1)
OPÉRATIONS DE CHIRURGIE GÉNÉRALE

I. — COU

1. — TUBAGE DU LARYNX

Instruments. — Les tubes courts de Bayeux et de Sevestre, qui peuvent être extraits par simple énucléation, tendent à remplacer le long tube d'O' Dwyer; l'instrument, muni d'un fil, est porté grâce à l'introducteur et à un mandrin articulé; reste l'extracteur, qui est représenté par une pince coudée, dont les mors s'écartent par pression. — Chez les enfants, on se sert en outre d'un ouvre-bouche.

Attitude. — Le *sujet* a la tête droite, presque sans flexion, ou inclinaison. Le *chirurgien* se place en face; les *aides* maintiennent le patient(2). L'ouvre-bouche est placé, si la chose est nécessaire.

Opération. — L'index gauche est introduit, il

(1) Pour les interventions sur les yeux, le nez et les oreilles, je renvoie le lecteur aux traités spéciaux.

(2) Nous donnons une description très sommaire; l'immobilisation des enfants demande des précautions qui sont les mêmes ici que pour beaucoup d'autres interventions se passant dans les oreilles, la bouche et le pharynx.

relève l'épiglotte et l'applique sur la base de la langue, il se déplace ensuite vers la commissure droite pour laisser le passage au tube et à l'introducteur. L'instrument est introduit en évitant de frôler la langue, on pousse le tube au fond du pharynx, en se tenant bien sur la ligne médiane, puis le tube contourne l'index gauche, en se guidant sur lui. Grâce à cette direction, on *pénètre dans le larynx;* l'introducteur est retiré pendant que l'index maintient le tube. Il n'y a plus qu'à achever la descente de ce dernier, c'est encore à l'index gauche qu'est dévolu ce rôle.

Détubage. — On guide l'extracteur sur l'index gauche, les mors sont introduits après que le doigt a senti la tête du tube. — Je renvoie au livre de Bayeux pour l'extraction par énucléation.

II. — TRACHÉOTOMIE

Indications. — La trachéotomie est faite soit pour une obstruction des voies aériennes supérieures, soit encore comme temps préliminaire d'une autre intervention.

Instruments. — Ce sont les instruments banaux qui servent en pareil cas.

Données anatomiques. — La trachée est recouverte par la peau, et l'aponévrose superficielle, par les muscles sterno-hyoïdiens et thyroïdiens, enfin par l'isthme du corps thyroïde.

Opération. — Le patient est couché. On cherche le cartilage cricoïde, l'index le repère, le pouce et le médius placés le long de la trachée l'immobilisent de leur mieux ; le bistouri incise à partir de l'index dans l'étendue de 3 centimètres ; on repasse plusieurs fois dans l'incision, jusqu'à ce que le doigt sente les anneaux de la trachée, il ne faut pas s'inquiéter de l'hémorragie veineuse. *Bien rester sur la ligne médiane, de crainte de contourner la trachée, au lieu d'aller à sa rencontre.* Quand les anneaux sont dénudés, ponction et section sur *la ligne médiane.* Le patient est redressé ; il ne reste plus qu'à introduire la canule. On peut essayer l'introduction directe, surtout si on a une canule à mandrin ; dans le cas contraire, on se sert du dilatateur et on glisse la canule entre ses branches.

Je n'insiste pas sur la fixation de la canule et les soins consécutifs (1).

III. — ŒSOPHAGOTOMIE EXTERNE

Indications. — La principale indication est la recherche et l'extraction des corps étrangers.

Données anatomiques. — Dans sa portion cervicale, l'œsophage est situé dans la loge moyenne, à la région profonde du cou, derrière la trachée ;

---

(1) Je passe sous silence la trachéotomie en un temps de Saint-Germain ; la trachéotomie ordinaire faite d'une façon rapide suffit, elle m'a rendu des services, même dans des situations critiques, notamment dans une opération de sarcome du pharynx chez une enfant de 3 ans 1/2.

sa direction n'est pas absolument verticale, le conduit est dirigé un peu de droite à gauche, ce qui fait qu'il déborde de ce côté la trachée, et que c'est là qu'il faut l'attaquer. L'œsophage dans sa portion cervicale est en rapport en avant avec l'anneau cricoïdien, au niveau duquel on peut l'atteindre en faisant la pharyngotomie inférieure, décrite par Tillaux ; il est en rapport en outre avec la trachée et le corps thyroïde qui le déborde et parfois envoie entre lui et la trachée des lobules aberrants, qui donnent lieu à une variété de goître bien connue des cliniciens. Sur les côtés, il est en rapport avec le paquet vasculo-nerveux, recouvert lui-même par le sterno-cléido-mastoïdien et croisé par l'omo-hyoïdien. — Avant de passer à la région postérieure, il est un point intéressant à signaler, c'est la situation des récurrents par rapport à l'œsophage ; à droite, le récurrent se trouve caché derrière la trachée, entre elle et le conduit qui nous occupe ; à gauche, ce même nerf est repoussé pour ainsi dire et se trouve au devant de l'œsophage, grâce à la situation de ce dernier ; c'est un rapport important à retenir, pour éviter la blessure de cet organe dans l'œsophagotomie externe. En arrière, nous trouvons un peu de tissu cellulaire, l'aponévrose profonde du cou et enfin les muscles de la loge profonde : droit antérieur, long du cou, recouvrant la colonne vertébrale.

Attitude. — Le malade est dans la position

de la ligature de la carotide ; les aides et le chirurgien se placent également comme dans cette opération. J'ai dit pourquoi il fallait opérer à *gauche*.

Opération (1). — L'incision commence à un travers de doigt au-dessus du sternum et s'étend jusqu'au bord supérieur de la thyroïde ; elle suit le bord antérieur du sterno-cleido-mastoïdien. — On divise successivement la peau, le peaucier, l'aponévrose superficielle ; on récline les jugulaires ou on les coupe entre deux ligatures. Le muscle sterno-cleido-mastoïdien est confié à un écarteur. L'opérateur fait également récliner l'omoplato-hyoïdien et le paquet vasculo-nerveux qu'il a dégagé à l'aide du doigt et de la sonde cannelée. On doit ménager la thyroïdienne inférieure et opérer autant que possible entre les deux thyroïdiennes. Si on n'est pas suffisamment éclairé, si on ne voit pas bien les fibres rouges de la couche musculaire extérieure de l'œsophage, on fait introduire la sonde de Vacca Berlinghieri ; on repère le nerf récurrent et on incise l'œsophage en dehors (2).

(1) L'opération ne doit pas être trop différée ; les *tentatives d'extraction* répétées par les voies naturelles sont dangereuses, *lorsque le corps est offensant.*

(2) Pour la chirurgie opératoire des goîtres, je renvoie aux grands traités.

II. — POITRINE

I. — THORACENTÈSE

Cette intervention est plutôt du ressort de la médecine, ou mieux de la petite chirurgie.

Indications. — Pleurésies séreuses, épanchements enkystés divers, pleurésie à pneumocoques (1).

Opération. — Le lieu d'élection est le 7ᵉ *espace sur le prolongement de la ligne axillaire.* Dieulafoy conseille le 8ᵉ espace, sur le prolongement de l'angle inférieur de l'omoplate. La ponction avec le trocart de Reybard et la baudruche est abandonnée ; on se sert des appareils de Potain et de Dieulafoy. On doit cesser quand le jet devient intermittent et que la toux se fait violente (expectoration albumineuse).

II. — PLEUROTOMIE

L'histoire de cette intervention banale se perd dans la nuit des temps ; si on en croit Sédillot, elle remonterait à Hippocrate. — Au moyen-âge, l'intervention était suivie d'injection d'huile ou de vin.

Indications et contre-indications. — Toutes les pleurésies purulentes, *sauf peut-être* la pneumococcique chez l'enfant, sont justiciables de la pleurotomie (2). Les contre-indications seraient la

(1) Il faut préférer la pleurotomie.
(2) Les pleurésies à streptocoques, les pleurésies purulentes post-grippales réclament surtout de la décision.

pleurésie double sans adhérences, le coma, le collapsus; encore ces dernières ne sont que des contre-indications relatives.

Données anatomiques. — Je n'ai à envisager la séreuse pleurale qu'au point de vue opératoire, c'est-à-dire que je dois me préoccuper simplement des rapports du feuillet pariétal avec la cage thoracique.

A la partie antérieure, la plèvre empiète sur le sternum, surtout à droite. A gauche, elle le quitte au niveau de la quatrième côte. Des deux côtés, sa partie antérieure, la plus basse, se trouve à la hauteur de la 8e côte dans l'inspiration, du 7e espace dans l'expiration. En cheminant d'avant en arrière, le sinus-costo-diaphragmatique s'abaisse, s'accentue et s'enfonce; il affleure successivement la 9e et la 10e côte, puis la 11e, à 10 centimètres de la ligne dorso-médiane; *c'est là le point le plus déclive.* La plèvre remonte ensuite et rencontre, à 8 centimètres de la crête épineuse, la 12e côte, qui monte elle-même très obliquement. A la partie postérieure, le cul-de-sac costo-médiastinal s'étend derrière l'œsophage à gauche; au contraire, il tapisse à peine l'angle vertébro-costal, à droite (Quénu, Hartmann). Quelques organes importants: foie, estomac, rein, se trouvent médiatement en rapport avec la plèvre.

Dans le 1/4 postérieur de l'espace intercostal, le paquet vasculo-nerveux tient le milieu de l'espace; c'est la zone dangereuse; dans la partie moyenne de l'espace, les organes sont blottis dans la gouttière costale ; en allant de bas en haut, on trouve : nerf, artère, veine ; enfin, à la partie antérieure, vaisseaux et nerfs reprennent le milieu de l'espace (1).

Opération. — La pleurotomie peut se faire sur une côte, suivant la méthode recommandée par Peyrot, ou au contraire dans l'espace même.

La recherche des points de repère est ici d'une importance capitale. Superficiellement, vous *avez la ligne axillaire* et les bords de l'aisselle ; vous devez, comme toujours, vous appuyer de préférence sur les points de repère osseux, qui sont : la crête épineuse, l'angle inférieur de l'omoplate, qui correspond au 6e espace, et enfin les côtes elles-mêmes. Il faut bien compter ces dernières, c'est ce qui est le plus délicat, surtout sur les sujets gras ou très musclés. On peut partir d'en haut ou d'en bas, à volonté. Sous la clavicule, vous avez la première côte ; enfin un excellent point de repère est l'encoche où se trouve le ligament fibreux, dépressible, qui réunit la 9e à la 10e côte.

Attitude. — Le malade est anesthésié à l'éther, au chloroforme ou simplement localement à la cocaïne, s'il est très affaibli et asphyxiant. Il est couché sur le côté sain et maintenu de champ par des aides. Le chirurgien se tient sur le côté.

Opération. — *1er temps : incision.* — Dans l'opération ordinaire, l'incision est faite dans l'espace

(1) J'indiquerai les couches à traverser en décrivant l'opération.

7e à droite, 8e à gauche. Vous partez, ou vous aboutissez à la ligne axillaire suivant le côté; le trait a 7 à 8 centimètres, il suit le bord supérieur de la côte sous-jacente. On doit procéder couche par couche et diviser successivement : peau, aponévroses, muscles superficiels (1), l'aponévrose qui remplace l'intercostal externe, l'intercostal interne et enfin le tissu cellulaire sous-pleural et la plèvre. — Cela vaut beaucoup mieux que de « poignarder » d'un seul coup son malade, comme je l'ai vu faire à certains chirurgiens.

Lorsqu'on arrive sur la plèvre, il faut l'inciser timidement, introduire le doigt dans la boutonnière, pour modérer et diriger le jet purulent; on agrandit ensuite dans l'étendue de 5 centimètres environ.

2e temps : résection costale. — La résection porte, bien entendu, sur la côte sous-jacente qu'on dénude et que l'on enlève dans l'étendue de 5 centimètres, sans conserver le périoste externe. La résection costale est indispensable pour obtenir un bon drainage. Walther a cherché mathématiquement le point le plus déclive; il incise à la partie postérieure du 8e espace, mais, même dans ce cas, la déclivité n'est pas *parfaite.*

Peyrot a simplifié d'une façon heureuse le procédé classique, en incisant dans la fenêtre obte-

(1) Les muscles superficiels sont : le grand pectoral en avant; le grand dentelé sur le côté; l'angulaire, le rhomboïde, les dentelés postérieurs en arrière.

nue après la résection costale faite d'emblée; une fois la côte enlevée, on n'a plus qu'à traverser le périoste interne et la plèvre. C'est cette intervention que nous appliquons toujours dans les cas ordinaires (1).

Delagénière, pour drainer tout le cul-de-sac inférieur, a proposé la résection des 6e, 7e et 8e côtes sur une étendue de 10 à 12 centimètres; c'est là un sacrifice exagéré, qui ne doit jamais être accepté d'emblée.

III. — THORACOPLASTIES

Cette intervention ne manque pas de parrains, puisque, à Lyon seulement, on l'appelle l'*opération de Gayet-Létiévant-Estlander*.

Indications. — Quand, au bout de cinq ou six mois, fistule et poche pleurales ne semblent pas vouloir tarir, on tente l'affaissement de la cage thoracique, c'est la thoracoplastie.

Opération. — Elle consiste d'habitude à faire dans l'espace losangique de Homen, entre le grand pectoral et le grand dorsal, une série de résections costales. Pour être efficace, cette opération ne doit pas être trop différée, elle doit être large;

(1) L'intervention dans les pleurésies chaudes donne un résultat vraiment remarquable; j'ai pu le constater chez un homme que j'avais opéré in extremis pour une pleurésie à streptocoques; quelques mois plus tard, cet homme mourut d'une autre affection, il y avait *restitutio ad integrum* du côté opéré.

enfin il est nécessaire de se souvenir qu'elle ne peut rien contre certains espaces incomblables (1).

Il y a de nombreuses modifications à l'Estlander pur; peu importent les tracés des parties molles.

Un procédé ingénieux est celui de Quénu. Le volet se pratique en réséquant quelques centimètres, en avant et arrière des fragments costaux à mobiliser. On applique le bandage plâtré fenêtré de Dubrueil.

Le procédé de Delorme a pour but non plus « d'aller à la montagne », mais de l'amener à soi. On ne déprime plus la paroi; on circonscrit un volet de 2 à 3 côtes avec les espaces intercostaux correspondants, ce volet se rabat, à l'aide d'une charnière postérieure, délimitée comme dans le volet de Quénu. On procède ensuite à la décortication du poumon. Cette intervention ne peut rien, quand il y a sclérose pulmonaire (2).

On a proposé une foule d'autres procédés, plus ou moins ingénieux, dirigés contre les suites de la pleurésie purulente, en particulier la *désternalisation des côtes*; ces méthodes n'ont pas fait leurs preuves (3).

----

(1) Les thoracoplasties nous ont donné de bons résultats, surtout chez l'enfant; elles réussissent, bien entendu, mieux pour les séquelles des pleurésies non tuberculeuses.

(2) J'ai eu à traiter un cas semblable.

(3) Je renvoie aux traités spéciaux pour la pneumotomie et la pneumectomie.

IV. — INTERVENTIONS SUR LES MÉDIASTINS LE CŒUR ET LE PÉRICARDE

Les interventions sur les médiastins, le cœur et le péricarde sont exceptionnelles.

I. — Paracentèse du péricarde.

Indications. — C'est une opération médicale; elle convient aux épanchements séreux hématiques ou purulents du sac péricardique, soit qu'on veuille se rendre compte de la nature de l'épanchement, soit qu'on essaie de trouver dans la ponction un moyen curateur.

Opération. — Il y a deux points pour ponctionner : les uns ponctionnent en dehors des vaisseaux mammaires, sous le 4º ou le 5º espace, de 3 à 5 centimètres en dehors du bord gauche du sternum; ce procédé expose à traverser la plèvre.

Les autres ponctionnent en dedans de la traînée vasculaire (Baizeau, modifié par Delorme et Mignon); pour ce faire, ils mettent à nu les 5º et 6e espaces intercostaux (incision de 4 centimètres, à 15 millimètres de la ligne médiane). On engage l'aiguille au ras du sternum dans le 5º espace, tout d'abord un peu en dedans, puis on la redresse.

L'instrument de Voïnitch-Sianojensky est encore trop récent pour que nous puissions l'apprécier. Cet instrument aurait pour avantage de faire, à l'aide d'une seule ponction, à la fois l'exploration et l'évacuation du péricarde.

II. — Péricardotomie.

L'intervention a une histoire déjà longue. Riolan avait proposé d'aborder le péricarde en trépanant le sternum. Aujourd'hui on ne se sert plus de l'incision dans l'espace intercostal, elle est insuffisante ; on a recours soit au procédé d'Ollier, soit à celui de Delorme-Mignon. Le premier nous paraît très suffisant, c'est lui que nous allons décrire.

Données anatomiques. — Il faut se souvenir de la topographie cardio-thoracique. Les rapports du cœur normal revêtu de son péricarde sont donnés par les 4 points cardinaux suivants : 1° un point situé à 1 centimètre du bord droit du sternum dans le 2e espace ; 2° un autre point placé à deux centimètres du bord sternal dans le 2e espace intercostal gauche ; 3° l'articulation chondro-sternale de la 5e côte droite ; enfin 4° un point situé à 5 centimètres du bord sternal gauche dans le 4e espace.

Le péricarde (sac fibreux et feuillets du péricarde proprement dit) forme un cercle complet autour des gros troncs artériels ; sa contenance est 400 à 600 centimètres cubes ; il possède trois ligaments : vertébro-péricardique et sterno-péricardiques supérieur et inférieur.

Il faut en outre se baser sur les points de repère

que nous avons indiqués pour la pleurotomie.

Opération. — On fait une incision de 6 centimètres 1/2 sur le 5e cartilage gauche; cette incision s'avance sur le sternum jusqu'à la ligne médiane; on désarticule au niveau du sternum et de la côte; une fois le cartilage réséqué, on ponctionne et on ouvre le péricarde, après avoir lié au besoin les vaisseaux mammaires et avoir refoulé le muscle triangulaire du sternum et la plèvre.

V. — ABLATION DU SEIN.

L'ablation du sein devient de plus en plus une opération réglée (Halsted, Kocher, Stillis, Cheyne).

L'ablation de la glande seule, ou l'ablation de la glande avec curage de l'aisselle, présente une technique extrêmement simple.

Je veux seulement résumer le procédé d'ablation de la glande, ganglions et pectoraux compris.

Opération. — Le tracé de choix est l'ellipse classique, mais faite *larga manu*, la queue de l'ellipse se prolonge dans l'aisselle; toute la peau du sein doit être sacrifiée.

Les lambeaux sont disséqués et relevés. On cherche le tendon du grand pectoral au niveau de la gouttière brachiale, on le charge sur le doigt et on le coupe d'un coup de ciseaux; on attaque ensuite l'attache du petit pectoral à la coracoïde; l'aisselle est alors largement ouverte et facile à curer, on dissèque les paquets ganglionnaires, toutefois, après avoir lié l'acromio-thoracique, la mammaire externe et la scapulaire inférieure (1). Dans ce curage, il ne faut respecter que les vaisseaux et le plexus. On revient, en fin de compte, vers les insertions internes des muscles pectoraux, on les coupe et le tout est enlevé avec la tumeur (2).

III. — ABDOMEN

I. — LAPAROTOMIE

L'ouverture du ventre peut être de siège et d'étendue variables, suivant les indications qui sollicitent le chirurgien. La laparotomie à elle seule peut constituer toute l'opération; d'autres fois, au contraire, elle n'est que le premier temps d'une opération plus complexe visant un viscère abdominal; elle permet d'explorer et d'intervenir, dans certains cas où le diagnostic clinique reste douteux.

Indications et contre-indications. — Indépendamment des opérations réglées et voulues, sur certains organes abdominaux, qui réclament des incisions dans les différentes régions segmentaires de l'abdomen, les principales indications de l'inter-

(1) On respecte le plus qu'on peut les filets nerveux qui se rendent aux muscles ronds, dentelé, etc.

(2) L'ablation partielle, pour tumeur bénigne, peut comporter une seule incision rayonnant des environs du mamelon à la périphérie, ou encore une double incision curviligne (en cône de melon) placée autant que possible sous le sein.

vention qui nous occupe, maintenant bien connues, sont :

1o Les *péritonites*; 2o les *plaies et les contusions graves de l'abdomen*; 3o *l'occlusion intestinale et l'appendicite*.

1o *Péritonites*. — La majeure partie des péritonites aiguës ou chroniques, générales ou locales, d'origine pathologique avec ou sans perforations, sont justiciables de la laparotomie.

Il est cependant un certain nombre de contre-indications relatives ou absolues. Par exemple : la *grande bénignité* peut exclure la laparotomie; certaines péritonites tuberculeuses ascitiques ont guéri par la ponction suivie d'injections diverses, liquides ou gazeuses, ou même encore plus simplement par les onctions de savon noir (1). D'autre part, dans les cas graves, les vomissements continus, la respiration à type costal, le collapsus au début constituent des contre-indications relatives. Les granulies cancéreuse ou tuberculeuse constituent des contre-indications absolues; la dothiénentérie grave, en pleine évolution, laisse peu de chances de succès (2).

(1) Avec le savon noir, j'ai obtenu dernièrement un très bon résultat, chez un enfant atteint de péritonite à forme ascitique.

(2) Dans un cas semblable, nous avons trouvé une péritonite généralisée et une extrême friabilité de l'intestin sur une très grande étendue, ce qui ne permettait pas de faire des sutures solides. J. Brault, *Statistique. (Arch. prov. de chirurgie*, mars 1898).

2° *Plaies et contusions graves de l'abdomen.* — Ici la discussion dure encore entre optimistes et pessimistes, entre interventionnistes et abstentionnistes à outrance; aucune des opinions poussées à l'extrême n'est juste, on s'est vivement battu à coups de statistiques qui ne sauraient rien prouver. La difficulté, c'est qu'il n'y a souvent aucun signe positivement sûr pour motiver l'intervention.

Le signe de Senn est dangereux et précaire; la sensibilité, la sonorité, le bruit hydro-aérique, l'anxiété, l'aphonie, la tympanite localisée, la défense de l'abdomen sont sans doute de bons signes; mais ils ne sont pas tous faciles à percevoir et peuvent se montrer trompeurs. Sauf dans les cas très nets, où il y a hématémèse, méléna, hémorragie extérieure, abondante, issue de matières et de gaz par la plaie, ou encore des signes d'hémorragie interne manifestes; on peut rester dans l'embarras. La péritonite, *qu'il ne faut* pas attendre, peut *elle-même parfois rétrocéder.*

Quoi qu'il en soit, malgré le brillant plaidoyer de Reclus et Noguès, il ne faut pas se fier au « bouchon », qui est une garantie tout à fait insuffisante; dans les plaies par armes à feu surtout, la gravité est si grande qu'il faut intervenir de parti pris. On doit enfin se souvenir que, dans les contusions graves de l'abdomen, Chavasse a compté jusqu'à 96 0/0 de morts dans l'abstention. Sieur, un peu plus tard, faisant le bilan de l'intervention, rapporte 38 blessures de l'intestin, avec 20 guérisons et 10 morts; 17 blessures du foie, avec 7 guérisons et 10 morts; 7 traumatismes de la rate, avec une seule guérison (1). L'intervention avant les signes de péritonite donne seulement 200/0 de décès; après, on compte 47 0/0.

3° *Occlusion intestinale et appendicite.* — Sauf quand il y a simplement coprostase, sauf quand on a affaire à la forme subaiguë de l'occlusion, il faut se hâter; l'occlusion chronique réclame plutôt l'entérostomie.

Dans l'appendicite aiguë perforante, la laparotomie doit être faite de suite. Dans l'abcès localisé, on doit faire la laparotomie latérale. Quand il s'agit de simples adhérences, ou de colique appendiculaire, on peut différer; sauf à intervenir à froid, pour réséquer l'appendice en toute connaissance de cause (2).

Données anatomiques. — Ces données varient bien entendu avec le siège de l'incision dans l'une des neuf régions de l'abdomen : hypocondres, épigastre, flancs, région ombilicale, fosses iliaques, région hypogastrique.

Nous nous occuperons seulement de l'incision sur la ligne blanche, de la laparotomie médiane,

---

(1) Pour le foie, on pratique le tamponnement; pour la rate, surtout la splénectomie.

(2) Je ne puis aborder ici tous les différents cas qui peuvent se présenter; je me suis expliqué pour les abcès rétro-cœcaux dans le *Lyon médical*, 10 avril 1898.

Quant à l'appendicite à froid, il n'y a d'intéressant que l'enfouissage du moignon sous les sutures séro-séreuses.

sans nous inquiéter si elle préférable au point de vue : de l'éventration consécutive, des hémorragies, ou du jour qu'elle donne. Que l'on opère au-dessus ou au-dessous de l'ombilic, on a à peu près les mêmes plans à traverser : la peau marquée parfois par la ligne brune, le tissu cellulaire sous-cutané où rampent quelques vaisseaux et veinules qu'on forcipresse rapidement, la ligne blanche reconnaissable à ses faisceaux entre-croisés, puis le *fascia transversalis*, enfin la graisse sous-péritonéale et la séreuse elle-même.

Attitude. — Le *sujet* est sur le dos ou en position de Tredelenburg ; le *chirurgien* se place par côté, ou entre les jambes écartées ; les *aides* lui font vis-à-vis.

Opération. — Après une préparation minutieuse, après avoir bien repéré la ligne médiane, on commence l'opération. La laparotomie peut être sus ou sous-ombilicale(1), elle peut constituer une ouverture très petite ou, au contraire, très large suivant les besoins. C'est ainsi que, pour aller chercher les annexes, on fait une boutonnière permettant de passer trois doigts, tandis que, dans l'occlusion, dans la recherche des perforations (traumas, dothiénentérie), on doit ouvrir largement, comme l'a recommandé von Wahl. J'ai opéré

---

(1) Quand le siège de la laparotomie est indifférent (péritonite tuberculeuse), je préfère l'incision sus-ombilicale, qui est plus loin des souillures possibles, surtout chez l'enfant. — J. Brault. *Gaz. des hôpitaux*, juillet 1898.

ainsi plusieurs occlusions et un cas de perforation en pleine dothriénentérie; si je n'avais pas employé ce procédé, je n'aurais pas pu me rendre compte des lésions. Le premier temps comporte l'incision de la peau et du tissu cellulaire (hémostase). On passe ensuite à l'incision de la ligne blanche; il faut bien rester sur la ligne médiane; si par hasard on s'égare un peu à droite ou à gauche dans la gaine d'un droit, il faut savoir reprendre sa route. Le *fascia transversalis* est incisé, ainsi que le tissu cellulaire sous-péritonéal (hémostase soignée). L'ouverture de la séreuse est faite en dédolant et agrandie, en se guidant sur la sonde cannelée; quand il y a tympanite, il faut en effet se méfier de léser l'épiploon ou l'intestin.

Quand on opère pour plaie ou occlusion, on commence ensuite l'exploration; les auteurs donnent d'excellents préceptes, il faut aller à la recherche des parties météorisées, aller à la recherche du cœcum et pratiquer une exploration méthodique, etc.., c'est quelquefois faisable; mais la plupart du temps, quand la masse intestinale est fortement météorisée, tout cela est impraticable; c'est une bataille impossible avec les anses distendues et on ne perçoit rien de net; en pareil cas, je me fais du large et je procède rapidement à l'éviscération, malgré ses inconvénients.

II· — ESTOMAC

Données anatomiques. — Au point de vue anatomique, je n'ai à m'occuper ici que de la face antérieure de l'estomac et surtout de la portion qui n'est pas en rapport avec les côtes et les cartilages costaux; parce que c'est là que se trouvent réellement les rapports chirurgicaux, dans le *triangle dit de Labbé*.

Dans certains cas, mais pas d'une façon constante cependant, la face antérieure de l'estomac se met en contact avec la paroi ventrale sur une surface vaguement triangulaire. Cette zone est limitée en bas par une ligne réunissant le bord inférieur des 9es côtes. (Il y a là un point de repère très important, quand on veut compter les côtes ou les espaces intercostaux; nous en avons déjà parlé, c'est l'encoche où on sent le lien fibreux qui unit la 9e à la 10e côte). Le bord supérieur de notre triangle est formé par le bord inférieur du foie, qui descend plus ou moins et recouvre parfois complètement l'estomac; enfin le 3e côté est occupé par le rebord des cartilages des 8e et 9e fausses côtes.

I. — Gastrotomie.

La taille stomacale se fait le plus souvent suivant le procédé de Labbé-Verneuil.

Opération. — A partir du cartilage de la 9e côte gauche, on mène une incision de 4 centimètres, le tracé se tient parallèlement aux fausses côtes et à un petit travers de doigt en dedans. On divise les différentes couches. On repère le péritoine, on saisit l'estomac, qu'on fait fixer par un aide et on adosse les séreuses; on ouvre ensuite et on extrait le corps étranger.

Quelques auteurs préfèrent l'incision sur la ligne médiane; on incise à 4 centimètres au-dessous de l'appendice xyphoïde dans l'étendue de 10 centimètres.

II. — Gastrostomie.

Indications. — Cette intervention a pour but de créer une bouche stomacale permettant l'alimentation du patient.

Opération. — On utilise les premiers temps de l'opération précédente. Une fois sur l'estomac, il faut seulement se rappeler qu'on doit faire une bouche aussi petite que possible; la muqueuse est suturée aux bords de la plaie. L'inconvénient est l'écoulement du liquide gastrique; on neutralise le plus qu'on peut ce suc corrosif en saupoudrant avec du carbonate de magnésie. Pour éviter cet écoulement, on a inventé une foule de procédés ingénieux (Hahn, Fontan, etc.). Je renvoie aux traités spéciaux pour leur description, ainsi que pour les diverses gastrectomies.

III. — INTESTIN

I. — Sutures intestinales.

Dans les plaies simples par instruments divers et même dans certaines perforations pathologiques, la suture de Lembert suffit; on la pratique à l'aide d'une aiguille fine *à pédale*, d'une aiguille à calice ou d'une simple aiguille ronde.

Opération. — Elle s'exécute de la façon suivante : à un demi-centimètre environ des bords de la plaie, on pique l'aiguille dans la séreuse, puis on parcourt la musculeuse dans l'étendue de 3 millimètres de la solution de continuité ; du côté opposé, on exécute le même manège en sens inverse et il n'y a plus qu'à serrer ; l'adossement séro-séreux de Jobert est assuré.

Dans les cas plus compliqués, quand il s'agit par exemple d'une entérorrhaphie complète, ou encore d'anastomoses, on doit recourir aux modifications du point de Lembert, si bien décrites par Chaput (Cerny, Gussenbauer, Wolfler) ou mieux à la modification de Chaput ; on place un premier point séro-muqueux non perforant et par-dessus un point séro-séreux ; cette méthode donne d'aussi bons résultats que la suture à triple étage de Wolfler.

La fermeture de l'anus contre nature réclame la suture par abrasion de Chaput (voir les travaux de Chaput pour le détail des sutures intestinales) (1).

II. — Entérostomie.

Indications. — L'abouchement plus ou moins permanent de l'intestin à l'extérieur est destiné à

(1) Je renvoie également à cet auteur pour le détail des diverses anastomoses faites soit par suture, soit à l'aide des différents boutons.

créer soit une « *bouche* », soit un « *anus* » *artificiels*. Tantôt il s'agit d'ouvrir une porte aux aliments, tantôt il s'agit au contraire de détourner le cours des matières et de suppléer à l'anus naturel. Dans le premier cas, l'entérostomie est faite à la partie supérieure du tube entérique (duodénum, première partie du jejunum); dans le second, tout en tenant compte des circonstances qui peuvent limiter votre choix, vous devez vous tenir aussi bas que possible.

1. — Bouche artificielle

Indications. — Indiquée quand la gastrostomie est impossible; elle est le plus souvent remplacée par la gastro-anastomose. Elle ne compte d'ailleurs à son actif que des décès rapides; c'est à peine si les opérés de Langenbeck et de Maydl ont survécu quelques jours.

2. — Anus contre nature chirurgical et anus périnéal

Je comprendrai l'anus contre nature dans son acception la plus large et je dirai quelques mots de l'*anus périnéal*.

Indications. — L'anus périnéal est commandé par les malformations congénitales, il est dirigé contre les imperforations rectales. C'est la méthode de choix, quand l'ampoule est suffisamment bas. Dans le cas contraire, quand on n'est pas renseigné, les uns préconisent l'ouverture du ventre d'emblée, pour aller abaisser l'ampoule (Delagénière, Chalot, etc.); je préfère toujours tâter de la voie périnéale; s'il y a absence de rectum, si l'ampoule est très haut et n'est pas trouvée après résection coccygienne, on se rabat sur l'anus iliaque et dans une deuxième séance, quand l'enfant a repris des forces, on se sert du cathétérisme rétrograde et on fait, au besoin, un anus sacré, en employant une méthode un peu *analogue* à celle de Kraske (1).

Opération. — Quand il s'agit d'aller à la rencontre d'une poche rectale bas située et de créer un simple anus périnéal, la technique est des plus commodes. L'enfant est dans la position de la taille, les cuisses fléchies et écartées. On fait une incision depuis le scrotum jusqu'au coccyx, dans la profondeur, il faut se servir beaucoup de la sonde cannelée et du doigt, et ne compter en rien sur le fameux cordon fibreux, le fil d'Ariadne, que vous promettent les auteurs. Si vous le pouvez, repérez à l'aide de cathéters : l'urètre, la vessie et le vagin ; suivant le sexe. — Sacrifiez, s'il le faut, le coccyx d'un coup de ciseaux mousses, après l'avoir libéré. — Quand vous êtes sur l'ampoule, vous passez des fils fixateurs aux deux extrémités, vous ponctionnez au bistouri et quand le flot de méconium est passé, vous faites un

(1) J. Brault. *Gaz. des hôpitaux*, 10 août 1897, et *in* thèse de Guelpa, Montpellier, 1902.

ourlet soigné (proctoplastie de Dieffenbach).

3. — ANUS LOMBAIRE

Chez l'adulte, en dehors de certains cas d'occlusion où le siège de l'anus ne peut être réglé d'avance, on compte ou plutôt on comptait autrefois trois points d'élection pour l'ouverture de l'anus contre nature : le cœcum, le côlon descendant et l'S iliaque.

Tout à l'heure je me suis repris, pour parler au passé ; en effet, la méthode indiquée par Callisen, en 1813, la colotomie lombaire placée sur le côlon descendant, a vécu ; ni les efforts anciens d'Amussat, ni les efforts plus récents de Trélat n'ont pu la maintenir. L'incision transverse de 6 centimètres, située en dehors de la masse commune, à mi-chemin entre la crête iliaque et la dernière côte, faite à travers les nombreuses et épaisses couches musculo-aponévrotiques de la région, ne mène pas sur l'intestin aussi facilement que voulait bien le prétendre Callisen. On risque de blesser le péritoine, le rein ou même l'intestin grêle, ainsi que cela est arrivé d'ailleurs à des chirurgiens des plus habiles, malgré la fixité des rapports invoquée Huguier. Quant aux autres avantages post-opératoires, mis en avant pour l'anus lombaire : facilité de nettoyage, absence de renversement de la muqueuse, rien n'est moins controuvé.

4. — ANUS ILIAQUE

Indications. — D'une façon générale, elles sont à peu de chose près les mêmes pour l'anus de Nélaton et pour celui de Littre. Ce dernier, placé à la limite, a cependant des applications beaucoup plus larges. Occlusions aiguës ou chroniques, détournement des matières comme temps préliminaire de l'ablation des néoplasmes (1); telles sont les principales indications de ces ouvertures chez l'adulte.

L'anus iliaque, conseillé par Littre à la suite de l'autopsie d'un enfant mort d'imperforation anale, fut pratiqué par Pillon et Dubois à la fin du XVIIIe siècle; c'est seulement en 1793, que Duret (de Brest) obtint le premier succès.

Données anatomiques. — Le côlon iléo-pelvien siège, au moins pour sa portion supérieure, celle qui nous intéresse, dans la fosse iliaque gauche. La dernière portion qui se recourbe forme une anse qui s'avance fortement vers la droite; ces changements de direction expliquent les divergences entre anatomistes, surtout lorsqu'il s'agit de fœtus, ou de jeunes enfants (Giraldès, Huguier, etc). Quoi qu'il en soit, la portion iliaque, la *portion chirurgicale* du côlon iléo-pelvien, se trouve

---

(1) Il en est d'autres : cathétérisme rétrograde des rétrécissements rectaux. Voir J. Brault, *Méthode de Verneuil pour certains cas de chute du rectum*, etc. (Société de chirurgie, décembre 1901).

le plus souvent à gauche, on opérera donc de ce côté. Voici, en quelques mots, ses principaux rapports : quand elle bombe, elle se met en contact avec la paroi abdominale, autrement elle est recouverte par les anses grêles ; elle repose sur psoas iliaque.

Opération. — On opérera à gauche, sur le trajet d'une ligne située un peu au-dessus de l'arcade de Fallope et parallèlement à la moitié extérieure de cette corde. On fait une incision, qui présente un développement superficiel de 7 centimètres. Elle intéresse successivement: la peau, le tissu cellulaire sous-cutané, les muscles grand et petit oblique, le transverse, le *fascia transversalis* et le péritoine ; à sa partie profonde, elle ne doit plus guère avoir que 4 centimètres.

L'anse intestinale se présente le plus souvent d'elle-même ; on y passe des anses de fil non perforantes, en haut, en bas et sur les côtés, afin de la suturer au péritoine pariétal ; on l'ouvre dans l'étendue de 3 centimètres environ ; puis si la bouche doit être permanente, on a soin d'ourler la muqueuse aux lèvres de la plaie ; dans le cas contraire, on se contente de la première couronne de sutures (1).

(1) J'ai fait ainsi plusieurs anus temporaires, qui se sont très facilement fermés d'eux-mêmes ; on est même obligé de les cathétériser pour les maintenir quelque temps ; cette même méthode présente des avantages pour la gastrostomie temporaire.

Le procédé de Verneuil consiste à réséquer une portion d'anse et à venir aboucher les deux bouts de l'intestin à la plaie ; Madelung fait plus, il suture le bout inférieur ; ces méthodes ne sont, bien entendu, de mise que pour les anus définitifs.

Les procédés en deux temps ne peuvent viser que des occlusions chroniques, ou tout au moins subaiguës. Maydl arrive jusqu'à l'intestin et passe simplement une bougie, une sonde derrière dans le méso ; il place ses fils de fixation et, cinq jours plus tard, il incise le 1/3 de la circonférence de l'anse intestinale, il n'ouvre complètement qu'au 15e jour.

Reste la méthode de Reclus-Jeannel, qui n'est qu'une simple modification de la précédente. Ces deux auteurs passent une sonde dans le méso, mais ils s'en tiennent là, pas de fils, pas de sutures ; au bout de cinq jours, les adhérences sont solides et on ouvre le tube intestinal dans la plus grande partie de son étendue ; on voit qu'il s'agit d'une pure simplification (1).

5. — CŒCOTOMIE OU ANUS DE NÉLATON

Indications. — Cette opération se pratique lorsque l'obstacle siège assez haut sur le gros intestin.

Données anatomiques. — Le cul-de-sac cœcal, plissé par les bandelettes musculaires longitudinales, représente une ampoule terminée par une

______

(1) Il y a encore le procédé du *pont cutané* d'Audry.

queue, l'appendice vermiculaire, vestige de sa portion avortée. — Le cœcum mesure de 4 à 8 centimètres de long sur 6 à 7 centimètres de large, sa capacité est de deux à trois cents centimètres cubes.

Malgré ses ligaments supérieur et inférieur, il est assez mobile dans la fosse iliaque droite, qu'il remplit presque (1), il est couché sur l'aponévrose lombo-iliaque et répond à la paroi abdominale, lorsqu'il est distendu; dans le cas contraire, il est séparé de cette paroi par des anses grêles. En dehors, il croise la crête iliaque; en dedans, il est en rapport avec le psoas et les anses grêles; le fond en position moyenne touche presque à l'arcade (2).

Opération. — Le manuel opératoire est le même que pour l'anus iliaque: on répète, à droite, ce qu'on a fait dans l'autre cas à gauche. Toutefois, il nous faut signaler une difficulté, qui existe ici plus que pour l'S iliaque, surtout dans le cas d'occlusion; les anses intestinales recouvrent le cœcum et se précipitent dans la plaie, gênant d'une façon extrême le chirurgien qui cherche à fixer l'ampoule à la paroi (3).

(1) Il en est séparé par une couche cellulaire.

(2) Position haute, 6 à 8 centimètres au-dessus de l'arcade; position basse, excavation.

(3) Pour toutes les autres interventions sur l'estomac et le tractus intestinal, se reporter aux traités spéciaux. J'ajouterai cependant un mot: dans la bouche stomacale, (gastrostomie), il faut se tenir aussi près que possible de

III. — Hémorrhoïdes.

Choix du procédé. — La dilatation de l'anus, préconisée par Verneuil (1), très bonne pour la fissure, ne peut être considérée que comme le premier temps d'une opération plus complexe, quand il s'agit d'hémorrhoïdes ; la « volatilisation », telle que la pratiquait Richet, a aussi fait son temps.

Deux méthodes principales sont actuellement dirigées contre les hémorrhoïdes. Dans le cas de paquets isolés, on pratique soit l'ablation au thermo au-dessus d'un clamp, soit mieux l'excision au bistouri suivie de la suture immédiate. Lorsqu'il s'agit au contraire d'un bourrelet complet, mieux vaut pratiquer le Whitehead.

On a fait plusieurs reproches à cette méthode ; on a dit que cette opération était déjà compliquée, qu'elle exposait aux hémorrhagies, à la blessure du sphincter et consécutivement à un rétrécissement cicatriciel. Nous avons pratiqué l'opération un grand nombre de fois, nous n'avons eu qu'à nous louer du procédé. L'opération est très simple : l'hémorrhagie veineuse est très médiocre ;

la petite courbure et aussi près que faire se peut du cardia.

(1) La théorie de la barrière sphinctérienne a d'ailleurs vécu, les terminaisons sous-muqueuses de la petite mésaraïque, sur lesquelles portent les bosselures hémorrhoïdaires, descendent jusqu'au pourtour de l'anus, et s'anastomosent avec les hémorrhoïdales externes et inférieures au-dessous du sphincter.

l'hémorragie artérielle, un peu plus fréquente, ne peut être prise au sérieux avec nos moyens d'hémostase; le sphincter se voit très bien et s'évite facilement; enfin, nous avons suivi nos malades pendant plus de deux années, et nous n'avons jamais vu survenir le moindre rétrécissement; au bout d'un certain temps, il était impossible de reconnaître qu'ils avaient subi une intervention.

Voici la technique que nous suivons :

Opération. — Après dilatation, le bourrelet hémorrhoïdaire est saisi de chaque côté à l'aide de pinces de Museux, incision circonférentielle entre peau et muqueuse et dissection de cette dernière au ras du sphincter bien repéré; on doit le plus souvent moucher quelques artérioles. On sectionne ensuite la muqueuse en haut et en bas, puis, saisissant de chaque côté à l'aide de clamps les deux lambeaux muqueux (1), on place au-dessous les fils de suture repérés à l'aide de pinces à forcipressure, on résèque au ras des clamps et on n'a plus qu'à serrer les fils; la manœuvre est répétée de chaque côté.

IV. — Hernie ombilicale.

Données anatomiques. — L'anneau ombilical est formé aux dépens de l'aponévrose de la ligne blanche, le péritoine et la peau adhèrent forte-

(1) Sans trop serrer.

ment à son pourtour; dans cette région, la minceur de la paroi est extrême. Chez l'enfant, la hernie se fait au centre de l'anneau; chez l'adulte, elle se fraie un chemin dans la partie supérieure, au-dessus de la veine ombilicale.

Opération. — La minceur des parois et la fusion du sac avec la peau au sommet de la tumeur doivent faire préférer une incision curviligne menée près de la base de la tumeur. La section sera menée très prudemment, pour trouver le plan de clivage.

On isole le sac qu'on ouvre par le côté, on introduit l'index et on coupe tout au pourtour; ceci fait, on débride tout à la fois en haut et en bas sac et collet fibreux (1).

Reste la résection de la poche herniaire et la réfection de la paroi : ici les 2 temps se confondent un peu.

L'anneau fibreux est réséqué, et en même temps, le plus souvent, la séreuse sous-jacente; on a soin de repérer à nouveau ses bords. Les muscles droits sont découverts et mobilisés.

On procède ensuite à la suture, on ferme la séreuse, puis par-dessus on suture successivement : le feuillet profond de la gaine des droits, les droits eux-mêmes, le feuillet superficiel de l'aponévrose et enfin la peau. Quelques-uns préfèrent, ici comme ailleurs, la suture en masse (2).

(1) Après que les pinces ont saisi les parois du sac.
(2) L'omphalectomie totale de Condamin est un procédé simple et rapide, mais qui sacrifie trop de tissu en général,

V. — Hernie inguinale.

La hernie inguinale congénitale et la hernie inguinale acquise sont justiciables du même traitement; il n'y a que quelques modifications de détail.

Données anatomiques. — Le trajet inguinal va du milieu de l'arcade à l'épine pubienne, il est oblique de dehors en dedans, de haut en bas et d'arrière en avant; chez l'homme, il a une longueur de 4 à 5 centimètres, il est plus ou moins large. La paroi antérieure est formée par l'aponévrose du grand oblique; la postérieure, par le *fascia transversalis*; l'inférieure, par la rencontre des parois antérieure et postérieure; enfin la paroi supérieure est constituée par le bord inférieur des 2 muscles petit oblique et transverse. (Pour l'étude du canal vagino-péritonéal, je renvoie à la thèse de Ramonède.) L'orifice superficiel est limité, sur les côtés, par les piliers interne et externe; en bas, par le ligament de Colles; en haut, par les fibres arciformes; l'orifice profond est une simple fente verticale, marquée par une fossette péritonéale.

Opération. — Voici la technique que je conseillerai, parce qu'elle m'a bien réussi dans plus d'une centaine de cas :

La façon de couper la peau importe peu, c'est convenu, la section doit être pratiquée très haut

sur le ventre; d'habitude je repère l'épine pubienne,
je fais au-dessus un pli à la peau et j'incise de
dedans en dehors. J'ai fait autrefois une incision
contrariée presque verticale, mais je n'y tiens pas
plus que cela; plus fréquemment j'incise suivant
la direction du canal. Passons vite sur la section
des fascias sous-jacents.

Nous voici sur l'orifice inguinal superficiel;
j'engage le doigt dans le canal, et, au risque de
paraître un peu brutal, j'insiste sur le dégagement
du sac et des parties qui l'enveloppent (1). C'est
là un temps parfois délicat, qui ne doit pas être
négligé, sous peine de fendre tout à l'heure le sac
en mettant les pinces.

Tout est bien refoulé en arrière, *deux pinces fines
et longues* sont appliquées de chaque côté du canal
dont je sectionne la paroi antérieure aux ciseaux
et toujours sur le doigt. L'incision, qui mesure
8 bons centimètres en moyenne, ne s'arrête que
très haut, au-dessus du canal, en plein muscle.
De ce fait, toutes les hernies, même les pointes,
sont très facilement abordables. Très rarement,
j'ai dû tâtonner un peu pour trouver le sac; pour
repérer ce dernier d'une façon sûre, après incision
ou dégagement suivant les cas du crémaster et
de la fibreuse (1), il faut soulever les parties et
chercher par transparence ses limites inférieures

_____

(1) Dans le cas où l'on opère une récidive, la technique
est tout autre, il faut disséquer à petits coups, avec prudence.

ou latérales. C'est alors qu'on aperçoit un bord blanc mat, qui tranche sur les couches grises et translucides du tissu cellulaire. Prenez ce bord à l'aide d'une pince à griffes, coupez en dédolant, agissez prudemment et vous êtes dans le sac, sans dommage pour son contenu. Vous reconnaissez d'ailleurs immédiatement sa face interne, d'un mauve délicatement nuancé.

Fendez largement sauf en haut, pour vous faciliter l'application de la ligature en chaîne. Je n'ai rien de particulier à relater au sujet des adhérences, qu'il faut disséquer lentement; pour la rentrée de l'intestin, une seule chose importe, la profondeur de l'anesthésie.

On rencontre plus souvent l'épiploon que l'intestin dans « l'étroit couloir » des hernies congénitales; pour ce dernier, *c'est tout ou rien*. Voici ce que cela veut dire : s'il y en a peu, s'il rentre facilement, il n'est pas nécessaire d'y toucher, mais s'il existe la moindre difficulté vis-à-vis de la réduction, pas d'hésitation, *il faut tirer résolument tout ce qui peut sortir*.

Rien ne vaut le doigt pour disséquer ensuite la pelure sacculaire, il faut aller aussi haut que possible, jusque dans le ventre, sans s'inquiéter de la graisse sous-péritonéale, qui peut descendre plus ou moins bas et qui n'est pas à proprement parler un point de repère fixe.

La ligature en chaîne doit être placée aussi haut que possible dans le ventre (Lucas-Championnière).

Dans le cas d'ectopie abdominale ou intersti- tielle, il faut s'appliquer à réunir toutes les condi- tions de fixation désirables. Le testicule est attaché au fond des bourses, on prend soin de refermer le toit de la loge qu'on lui a creusée, enfin le tissu cellulaire du cordon, fortement tiré et descendu, est fixé de place en place aux parois du canal. La glande reste alors définitivement fixée à deux ou trois travers de doigt au-dessous de l'orifice super- ficiel du canal inguinal, c'est tout ce qu'on peut obtenir dans les cas favorables.

Ce n'est pas tout; à notre avis, une question se pose encore ici. Doit-on en semblable occur- rence conserver la partie inférieure du canal vagino-péritonéal pour en faire une vaginale, ou doit-on placer le testicule à nu dans sa bourse respective, dans sa loge créée artificiellement.

La reconstitution d'une vaginale est là une coquetterie parfaitement inutile, j'ajouterai même qu'elle présente plus d'un inconvénient. Elle allonge l'opération, assure moins bien la fixation du testicule et risque de créer une hydrocèle con- sécutive. C'est ce qui m'est arrivé une fois; aussi ai-je abandonné totalement cette façon de faire. D'ailleurs, en l'absence de sa séreuse, la glande spermatique se trouve quand même parfaitement à l'aise et ne court pas de plus grands risques d'atrophie (1).

(1) J. Brault. *Deux observations d'ectopie testiculaire,*

15.

Reste la réfection de la paroi abdominale, je touche ici au point le plus délicat de la cure radicale.

Les procédés de Barker-Bassini et de Lucas-Championnière sont les plus connus ; le mode de sutures que je conseille tient sans doute de toutes ces méthodes, mais s'en éloigne cependant par certains détails.

A l'aide d'une forte aiguille de Reverdin très légèrement courbe, je passe des fils, en prenant autant de tissus que je puis. Je fais mes ponctions et surtout mes contre-ponctions aussi loin que possible des bords de la brèche pariétale. En haut, l'aiguille ponctionne tout près de l'arcade de Fallope, traversant les muscles petit oblique et transverse ; en bas, on ne trouve plus que l'aponévrose du grand oblique et quelques rares fibres musculaires. Les contre-ponctions sont faites tout près ou même dans le grand droit, au delà du tendon conjoint des anatomistes anglais. Les fils qui constituent l'anse traversent entièrement le volet interne et ne s'arrêtent pas dans son épaisseur comme dans le procédé de Barker. On pourrait être alarmé au sujet de l'épigastrique ; avec une pareille façon d'agir, il n'y a pas la moindre crainte à avoir.

Il faut environ quatre anses de fort fil à pédicule pour fermer complètement le trajet. En passant les fils, comme je viens de le dire, en tirant

remarques sur la migration de la glande spermatique. (*Archives provinciales de chirurgie*, septembre 1895.)

dessus avec effort, pour les nouer et les arrêter, jamais je n'ai obtenu la moindre imbrication des parois du trajet, mais bien au contraire un adossement de celles-ci formant une haute muraille, un gros bourrelet.

Je ferme complètement le trajet, je place même un fil en bas à la porte, dans les partie susjacentes au canal. Je ne m'inquiète jamais de laisser un vide pour le passage du cordon, celui-ci trouve toujours sa place et, dans aucun cas, je n'ai vu survenir de la douleur, du gonflement ou de l'atrophie testiculaire.

Au cours de la suture, il y a cependant quelques précautions indispensables, il faut surtout veiller aux méandres du cordon (1). Rien d'intéressant à dire sur la réunion des téguments.

VI. — Hernie crurale.

Données anatomiques. — L'anneau crural, ouverture triangulaire, est limité en avant par l'arcade crurale, en arrière par le pectiné, en dehors par la bandelette iléo-pectinée et le psoas iliaque, en dedans par le ligament de Gimbernat. La hernie crurale se fait jour dans la partie interne de l'anneau crural (anneau proprement dit de Richet, occupé par les lymphatiques et le ganglion de Cloquet), entre la veine fémorale et le

(1) Pour tous les détails, voir J. Brault, *Gazette des hôpitaux*, 1897.

ligament de Gimbernat. Elle suit le canal crural, formé par un dédoublement de l'aponévrose fémorale, cet entonnoir est faible surtout en avant (*fascia crebriformis*), c'est par là qu'elle s'échappe pour s'étaler ensuite.

Opération. — Incision verticale de 7 à 8 centimètres, elle chevauche sur le ventre dans l'étendue d'un travers de pouce. Section attentive des divers plans superficiels, peau et couches cellulaires. *Première difficulté*, le sac est le plus souvent doublé d'une couche de graisse, véritable lipome péri-herniaire, qu'il faut diviser et au besoin enlever.

L'isolement du sac est en général plus facile que dans la variété inguinale; toutefois, quand cela est nécessaire, il faut avoir soin de pratiquer le débridement du *fascia crebriformis*, afin de poursuivre l'isolement de la partie profonde jusqu'à l'anneau crural. *Deuxième difficulté*, le sac est très fin, il faut prendre les plus grandes précautions en l'ouvrant et le repérer.

Pour le traitement du contenu, se reporter à la hernie inguinale. Le sac est lié aussi haut que possible après traction.

Reste la réfection du trajet herniaire. Berger conseille d'enserrer par un ou deux points l'anneau crural. Chaque fil est passé dans l'aponévrose du pectiné, de manière que son extrémité interne sorte tout près du ligament de Gimbernat et son extrémité externe dans l'anneau crural, au-dessous de la veine réclinée. Le chef externe du fil, repris par l'aiguille, traverse l'arcade fémorale, glisse sur elle et vient retrouver le chef interne près du ligament de Gimbernat; on n'a plus qu'à serrer.

Signalons le procédé de Delagenière, qui incise l'arcade et suture les 2 lèvres de cette brèche à l'aponévrose pectinéale et à la bandelette iléopectinée (1).

VII. — Kélotomie.

La kélotomie ou opération de la hernie étranglée consiste : à ouvrir le sac, à lever l'étranglement et à traiter le contenu de la hernie.

Aujourd'hui, on fait le débridement *de dehors en dedans*, prudemment, couche par couche ; autrefois, on opérait inversement, et, pour éviter la section de vaisseaux importants, on débridait les hernies inguinales *en dehors* (épigastrique), les hernies crurales *en bas* (2) (vaisseaux fémoraux en dehors, anastomose de l'épigastrique avec l'obturatrice parfois en dedans).

Le contenu doit être traité d'après « ses mérites » ; l'intestin congestionné sera rentré sans

(1) On compte un certain nombre de procédés de fermeture par lambeaux autoplastiques, que nous ne pouvons détailler. J'ai surtout appliqué le procédé de Berger même chez un octogénaire que j'ai opéré à la suite d'un étranglement, j'ai obtenu ainsi un résultat solide.

(2) Actuellement on débride en *haut* pour la facilité de la cure radicale.

crainte, l'intestin menaçant perforation, ou même perforé, nécessitera suivant les circonstances : l'enfouissement, l'entérectomie, suivie d'entérorraphie, ou l'établissement d'un anus contre nature (1).

IV. — FOIE

I. — Abcès du foie (2)

1. — ABCÈS OUVERTS A LA PAROI ABDOMINALE

Le traitement des abcès du foie comporte d'une façon générale trois *méthodes :* les ponctions capillaires, et les méthodes larges, qui comprennent l'incision lente et l'incision rapide.

a) PONCTIONS CAPILLAIRES. — Les ponctions capillaires, après le cas heureux de Moutard Martin, ont été préconisées par de nombreux médecins; par la suite, elles ont dû être rapidement abandonnées ; en effet, elles ne permettent pas l'évacuation du contenu grumeleux des collections hépatiques; la ponction est un simple guide, il faut fouiller les foies soupçonnés d'abcès, mais il faut opérer plus largement de suite et retenir

(1) Je ne puis faire ici la critique de cette intéressante question.

(2) Les gros abcès chirurgicaux relèvent de la dysenterie des pays chauds; on doit aussi faire une petite part au traumatisme, à la contusion hépatique, surtout chez l'enfant. La grippe et l'appendicite peuvent aussi donner lieu à des collections d'un certain volume.

l'axiome de Bertrand : « quand on a du pus hépatique au bout de son aiguille, il ne faut pas le lâcher. »

b) Méthodes larges, trocart et bistouri. — Passons aux méthodes plus larges des gros trocarts et de l'incision au bistouri.

Rendu les a divisées en deux catégories : les méthodes lentes et les méthodes rapides.

1° *Méthodes lentes.* — Nous avons tout d'abord les procédés dits de Graves et de Bégin, repris par Volkmann sous le couvert de l'antisepsie. Ce procédé consiste à inciser en un premier temps jusqu'au péritoine, puis à attendre que les adhérences veuillent bien se former, ce *qui* demande trois ou quatre jours en moyenne.

Je passe rapidement sur l'acupuncture de Trousseau et les mouchetures de Mac-Lean.

Quant à la méthode de Récamier, qui a été si fort en honneur autrefois, elle consiste à arriver sur le foie à l'aide d'une traînée de pâte de Vienne; c'est une méthode trop lente, absolument délaissée de nos jours.

2° *Méthodes rapides.* — Dans le second groupe de Rendu, on rencontre les procédés de Horner, de Cambay, de Verneuil, de Tillaux, de Béranger-Féraud, etc.

Cambay et Verneuil ouvraient l'abcès à l'aide d'un gros trocart et laissaient la canule à demeure.

Horner suturait le foie avant d'ouvrir l'abcès; nous allons y revenir tout à l'heure.

Un peu plus tard est venue la méthode de Little, si fortement prônée par Rochard à l'Académie de médecine et par Mabboux, dans son mémoire récompensé par la Société de chirurgie.

Enfin aujourd'hui, on tend à être un peu moins hardi et on revient à l'incision couche par couche, avec suture préalable (1).

Telles sont en quelques mots les vicissitudes par lesquelles est passée la thérapeutique chirurgicale des abcès du foie. Je ne veux pas discuter et comparer la valeur des anciens procédés entre eux, ou de ces derniers avec les nouveaux; j'envisagerai simplement avec détail ce qui se fait encore aujourd'hui, ce que l'on doit faire actuellement, pour être dans la règle.

Je viens de le dire, nous trouvons encore en présence la méthode en deux temps de Bégin-Volkmann et la méthode rapide avec ou sans suture préalalable.

La méthode de Volkmann, incision des diverses couches jusqu'au péritoine y compris, est lente, et peut être dangereuse, si l'abcès est hypermûr et s'ouvre avant la formation des adhérences, elle est inutile bien entendu quand ces dernières existent déjà. Toutefois en garnissant bien le pourtour du vide hépato-péritonéal, en faisant non seulement un bon drainage, mais une bonne cheminée d'appel, on ne risque pas grand'chose en l'espèce.

(1) *Revue de chirurgie,* 1887.

La méthode est surtout lente, voilà le principal et le véritable reproche à lui faire.

Restent : la méthode dédaigneuse de Stromeyer-Little et la méthode plus prudente conseillée par plusieurs chirurgiens en particulier par Defontaine, du Creusot.

Le premier procédé n'est pas autre chose que la vieille méthode de Dutroulau, rajeunie par plusieurs chirurgiens de l'Inde (1). Stromeyer-Little n'y va pas de main morte (2), se guidant sur le trocart, le chirurgien tranche d'un coup la paroi abdominale et le foie; c'est beau, c'est rapide, c'est brillant, tout ce que l'on voudra, mais ce n'est pas chirurgical. Malgré ses succès, cette méthode a été abandonnée par la plupart des chirurgiens, comme ne présentant pas des garanties suffisantes. Toutefois, il y a eu ici une scission, que je suis obligé de signaler : quelques chirurgiens, revenus à des idées plus saines, ont adopté l'incision méthodique, couche par couche, mais ils ont conservé le mépris du défaut d'adhérences, tout comme dans la méthode de Little ; je citerai parmi ceux-là : Zancarol, Bertrand et Fontan. Les

(1) Mac-Leod, Henderson, Stromeyer-Little (Schang-Haï).

(2) On ne saurait d'ailleurs trop s'éclairer, le diagnostic des abcès du foie a ses surprises ; tout dernièrement encore, chez un *indigène*, nous croyions avoir affaire à une collection de la face antérieure, il s'agissait d'une cholécystite suppurée dont nous avons extrait 31 calculs ; après avoir gardé quelque temps une fistulette biliaire, notre malade a parfaitement guéri de sa cholécystotomie.

succès de ces chirurgiens, comme ceux qui ont été enregistrés pour le compte de la méthode de Stromeyer-Little, peuvent s'expliquer de plusieurs façons : 1° par l'existence d'adhérences de voisinage ; 2° par la stérilité habituelle du pus hépatique (Peyrot).

Mais il faut bien savoir que le pus des abcès hépatiques est loin d'être toujours stérile.

Il y a plusieurs exemples de péritonite dus au défaut de protection de la séreuse, le foie ne s'adapte pas si bien à la paroi abdominale que veut bien le dire Mabboux, d'ailleurs assez fortement embarrassé, on le sent bien dans son mémoire, pour donner une explication des résultats heureux de la méthode qu'il préconise. Fontan (1), moins draconien, reconnaît que, dans certains cas, des difficultés peuvent se produire quand on est dans le ventre, par suite de la hernie de l'intestin et de l'épiploon qu'on est obligé de laver et de refouler. L'auteur, pour apporter une barrière à l'irruption des organes, suture la *lèvre inférieure de la plaie pariétale au foie*, à l'aide d'un surjet continu fait avec du catgut moyen.

Il faut en somme revenir d'une façon habituelle à la grande loi, défendue surtout par Terrier, qui n'autorise l'ouverture des collections purulentes de l'abdomen qu'après la clôture de la séreuse. Dans bien des cas, la rétraction rapide ou même

(1) Fontan, *Traité des hépatites suppurées des pays chauds*.

brusque de la poche évacuée, les vomissements, les quintes de toux, les changements de position du malade peuvent faire craindre la production d'un vide entre les deux feuillets péritonéaux. La méthode de Little en outre a le grand désavantage de marcher de parti pris, toujours de la même façon et tout à fait à l'aveuglette; elle expose, en poignardant pour ainsi dire le patient, à blesser la vésicule biliaire, l'estomac, l'épiploon et surtout l'intestin. Il faut être plus maître de soi, la méthode semble hardie, elle cache peut-être un manque de sang-froid chirurgical.

A moins de conditions particulières, à moins d'être pressé et de tomber sur un abcès ayant déjà envahi les couches superficielles, il faut aller prudemment, couche par couche, et faire au besoin la suture hépato-péritonéale, s'il n'existe pas d'adhérences. Voici les détails de cette méthode à laquelle j'ai eu le plus souvent recours, elle a été bien décrite par Defontaine (1). On incise couche par couche la paroi : peau, muscles et aponévrose, jusqu'au péritoine (2). Il faut diviser tout cela sans crainte, dans une grande étendue, en faisant rigoureusement l'hémostase, afin d'y voir bien clair pour la suite de l'opération. Dans quelques

(1) Defontaine, *Archives provinciales de chirurgie*. 1897, p. 461.

(2) L'incision sera verticale, suivra la ligne blanche, ou le bord externe du grand droit de l'abdomen (abcès du côté gauche, abcès du bord antérieur); plus souvent encore, on la fera horizontale.

cas rares, même dans les abcès de la face antéro-externe, on sera obligé de réséquer le bord inférieur de la cage thoracique, sans attaquer le cul-de-sac pleural (Lannelongue.) Une fois la place exsangue, on aspire le pus contenu dans l'abcès à l'aide du trocart. C'est alors seulement qu'on passe au deuxième temps la fixation hépato-pariétale, avant l'ouverture large et définitive du foyer purulent. A ce moment, on ouvre le péritoine et on fait la suture à l'aide de points passés assez nombreux, l'aiguille très courbe doit mener le fil superficiellement et très obliquement dans le tissu hépatique, il ne faut pas aller à plus de deux millimètres de profondeur. En s'aventurant trop profondément, on peut pénétrer dans l'abcès et contaminer son fil; de plus, l'organe hépatique est friable et la suture ne tient pas, si on prend une trop forte couche de tissu; enfin on est plus sûr ainsi de ne pas avoir une hémorragie par trop abondante. Defontaine conseille bien de placer deux rangs de sutures, l'un parallèle aux lèvres de la plaie et un autre plus en dedans, central, à direction radiée. J'avoue que, la plupart du temps, je me suis contenté d'un seul cercle et je m'en suis quand même bien trouvé. Je me suis servi de la méthode, non seulement pour des abcès du foie, mais aussi pour un énorme kyste intra-hépatique difficile à traiter suivant les formules ordinaires.

Pour faire ces sutures, j'ai toujours pris des fils

de soie moyens; la soie est également recommandée par M. Defontaine; les fils métalliques ont trop de tendance à déchirer le tissu hépatique.

Le troisième temps à accomplir, c'est l'ouverture du foie; l'hépatotomie est faite dans l'étendue de six à huit centimètres environ, l'incision cutanée en mesurant huit à neuf. Un bistouri ordinaire est introduit le long du trocart ou après retrait de ce dernier instrument, l'ouverture ainsi faite peut être agrandie au bistouri boutonné. Certains chirurgiens ont cru devoir recourir au thermo, par crainte d'hémorragie; je dois dire que, dans le cas où la collection est encore profonde, il est bien difficile de parvenir jusqu'à l'abcès par ce moyen; ou l'on chauffe trop fort, et l'hémostase n'est pas réalisée; ou l'on se tient au rouge sombre, et le thermo s'éteint de suite; quand on est très profondément, à un centimètre et demi, deux centimètres, on se sent véritablement *englué*, j'ai éprouvé cette sensation, il vaut mieux recourir en somme au bistouri. S'il y avait un écoulement de sang tant soit peu inquiétant, on aurait recours à un bon tamponnement autour d'un drain.

Dans le cas où on n'aurait pas fait la fixation du foie préalablement, on doit charger un aide de repousser la partie postéro-inférieure de l'organe, de façon à l'appliquer à la paroi; on place ensuite le doigt en crochet ou des écarteurs plats pour le maintenir au contact. Telle est la technique opératoire proprement dite.

Il faut ensuite s'occuper de la vidange de l'abcès ou plutôt de la toilette de la poche; la chose est toute simple avec la fixation, c'est à de l'eau stérilisée, ou à des solutions antiseptiques faibles que l'on a recours, pour éviter les complications; on bourre ensuite la cavité avec de la gaze antiseptique; il faut éviter la gaze iodoformée, qui peut amener des intoxications. Dans la grande majorité des cas, je n'ai pas eu recours au lavage (1).

Actuellement, se pose une question très importante, c'est de la méthode de Fontan, de Toulon, que je veux parler, c'est-à-dire du curettage de la poche. Voici en quoi consiste cette méthode si controversée. Tout d'abord on évacue le plus possible les débris sphacéliques à l'aide des doigts introduits dans la poche, puis on s'arme de la curette et on passe un peu partout, même dans les anfractuosités, on s'aide d'un bon lavage évacuateur et on ne cesse que lorsqu'on entend un bruit strident un peu comparable au cri utérin dans le curettage de la matrice; on est alors sur la paroi fibreuse de la poche, sur la membrane qui entoure l'abcès. Les partisans du procédé, tels que Zancarol (d'Alexandrie), Fontan (de Toulon), disent que la méthode n'offre aucun danger; d'autres prétendent qu'elle détermine des hémorragies inquiétantes. Je n'essaierai pas de trop approfondir ce débat.

(1) C'est comme pour la pleurésie purulente.

A mon avis, la plupart du temps, il ne s'agit ici que d'une pure coquetterie, absolument inutile, superflue et peut-être dangereuse. Ouvrons donc largement et de bonne heure les abcès du foie, lavons-les au besoin ; mais, ne les curons pas, à moins d'indications tout à fait spéciales : abondance de détritus solides, de bribes plus ou moins adhérentes.

Je veux maintenant dire un mot d'une petite complication qui arrive ici comme dans l'ouverture des kystes hydatiques, mais peut-être moins souvent, j'ai nommé la *cholerragie*, très abondante, qui se produit dans les jours qui suivent l'opération (1). L'écoulement biliaire épuise le malade et nous ne pouvons malheureusement pas grand'chose contre lui. Il faut être sobre d'injections, drainer largement d'abord, puis peu à peu on laisse l'orifice se rétrécir. L'abcès guérit en moyenne dans un laps de temps de quatre à six semaines, quelquefois une petite fistulette persiste pendant quelques mois. Il faut veiller surtout à renouveler le plus fréquemment possible les pansements, qui doivent toujours être très épais, parce que les liquides, la bile notamment, les traversent rapidement. Ici, c'est comme pour l'empyème, dans les premiers jours, il n'y a pas de pansement qui

(1) Les écoulements sanguins abondants signalés par la plupart des auteurs comme complication opératoire s'arrêtent facilement ; on peut se servir au besoin d'un tamponnement en parachute.

tienne contre le flot des liquides qui s'écoulent de
la plaie.

2. — ABCÈS NE PROÉMINANT PAS DU CÔTÉ
DE L'ABDOMEN

Tout ce que je viens de dire s'applique aux
abcès du foie en général et en particulier à ceux
qu'on opère et qu'on doit opérer par la voie abdominale. Mais il y a des abcès qui ne proéminent pas de ce côté, qu'il faut rechercher en
ponctionnant à travers un espace intercostal et
qu'on doit attaquer par la voie transpleurale (1).
Dans ce cas, on fait une incision parallèle à la côte
voisine du point ponctionné et on résèque dans
une étendue variable, six à huit centimètres en général ; il faut tâcher de ménager l'intercostale ; mais
sa blessure n'est pas très grave en l'espèce et on
peut la lier facilement à ciel ouvert. Certains médecins, comme Zancarol, prétendent qu'il suffit de
réséquer la côte et d'ouvrir l'abcès pour voir l'hémorragie s'arrêter d'elle-même. Ici, le simple procédé de Little serait encore plus dangereux et
moins efficace que dans la voie sous-costale. Le
meilleur moyen pour mettre à l'abri de l'infection des séreuses, c'est de les suturer deux à deux,
la plèvre pariétale et la plèvre diaphragmatique
tout d'abord, puis, si cela est nécessaire, le foie et
le péritoine diaphragmatique. Dans le cas où l'on

1) Ce sont les plus nombreux.

se résout à cette dernière partie du programme,
il est souvent nécessaire, pour être à son aise, et
pour y bien voir, de réséquer plus d'une côte et
de faire une ouverture très large.

Cette dernière précaution n'est d'ailleurs pas
toujours indispensable en l'espèce, c'est surtout
la *suture des deux plèvres qui importe*, l'abcès
pouvant être parfaitement adhérent déjà au diaphragme; d'ailleurs, on n'a plus à craindre ici
l'issue d'épiploon ou d'intestin et l'organe hépatique se trouve bien en rapport avec le dôme diaphragmatique. Certains préfèrent ici l'hépatotomie au thermo, parce que ces abcès, logés le
plus et le mieux dans le lobe droit, saignent peut-
être plus que ceux qui proéminent vers l'épigastre. Dans la majorité des cas, le bistouri suffira,
quitte à faire ensuite un bon tamponnement ou à
moucher les surfaces de section au thermo pous-
sé seulement au rouge sombre. Il m'est arrivé
bien souvent, dans les tranches des organes, d'arriver ainsi en deuxième analyse à cette excellente
hémostase (épididyme). Certains professent quelque mépris pour les sutures de protection des
séreuses, c'est ainsi que Zancarol n'y recourt
jamais et a obtenu de nombreux succès; Forgue
et Reclus font observer que la plèvre peut être
refoulée, qu'il peut y avoir des adhérences et que
le péritoine peut manquer dans une partie de la
face supérieure du foie; il y a surtout en somme
des adhérences, c'est ce qui explique le plus et

le mieux, ces succès, ces coups hardis et heureux, mais peu chirurgicaux, parce qu'ils laissent toujours une certaine part au hasard.

Dans la majorité des cas donc, pour les abcès à évolution thoracique, on ouvrira très largement, on réséquera si cela est nécessaire une ou deux côtes et, suivant le procédé de Thornton, on suturera les séreuses deux à deux, c'est là véritablement que se trouve la sécurité absolue; néanmoins, dans un grand nombre de cas, la suture du foie au diaphragme peut être considérée comme superflue. Pour le reste de la technique, inutile de répéter ce que nous avons dit tout à l'heure à propos des abcès ouverts à la paroi abdominale.

3. — MIGRATIONS DES GROSSES COLLECTIONS HÉPATIQUES

Voyons encore quelques autres cas possibles, avec les migrations, bien connues désormais, des grosses collections hépatiques.

Lorsque l'abcès s'ouvre spontanément dans la plèvre, la marche de l'intervention est sensiblement la même; il faut ici ouvrir très largement, il n'y a, bien entendu, pas à se préoccuper des sutures, mais on doit drainer de son mieux tout le cul-de-sac costo-diaphragmatique, en faisant au besoin ce qu'on appelle « un Delagenière », résection de 7°, 8° et 9° côtes sur une grande étendue. Si l'on veut exactement se rendre compte de ce qu'est cette intervention, on n'a qu'à se reporter au mémoire de l'auteur (1).

Il peut, avons-nous dit, y avoir empyème de voisinage, sans communication avec l'abcès du foie; dans ce cas, on peut traiter isolément les deux parties, il faut toujours réséquer au moins une large portion de côte pour bien drainer le foyer pleural. La manière d'opérer la plus simple est celle de Peyrot, incision en plein sur la côte choisie, résection de cette côte dans l'étendue de sept à huit centimètres environ, puis incision du périoste et de la plèvre dans le lit même de la côte.

Les abcès qui s'ouvrent dans le poumon sont surtout les collections les plus postérieures et, en pareil cas, c'est toujours assez en arrière qu'il faut opérer les résections costales. Ici l'on doit s'abstenir de lavages; si on veut bien nettoyer, on doit le faire au tampon ou exceptionnellement à la curette.

Dans le cas d'abcès s'ouvrant dans l'un des viscères creux de l'abdomen, il faut rechercher la collection et essayer de la tarir tout comme l'abcès ordinaire.

Fontan a donné une technique particulière pour les abcès qui ont tendance à s'ouvrir du côté du rein droit. L'incision est celle de la néphrotomie, à la partie supérieure de cette ligne on fait tomber, à angle droit, une incision transverse sui-

____

(1) Delagenière. *Archives provinciales de chirurgie.* 1894.

vant la direction des dernières côtes. L'auteur relève et suture le bord antérieur du foie à la partie supérieure de la plaie (péritoine et muscles), de cette façon on a mieux sous les yeux la face inférieure du foie et le rein, ainsi que la collection qui intéresse ces deux organes.

II. — Kystes hydatiques.

Ces kystes sont fréquents dans nos régions; suppurés ou non, ils sont à peu près justiciables de la même thérapeutique que les collections purulentes que nous venons d'envisager (1).

Le tableau suivant résume les diverses incisions qui leur conviennent;

1° Kyste antéro-supérieur = laparotomie latérale.

2° Kyste postéro-supérieur = voie transpleurale.

3° Kyste antéro-inférieur = laparotomie médiane.

3° Kyste postéro-inférieur = incision lombaire.

Dans le cas où il est nécessaire de marsupialiser la poche, on suture, comme nous avons dit pour les abcès du foie (2). — Je renvoie aux mono-

(1) Je conseille la méthode rapide de Lindemann-Landau. J. Brault, *Société de chirurgie*, mars 1891, et *Bulletin méd. de l'Algérie*, 1895.

(2) Dans certains cas, j'ai dû faire des interventions complexes et recourir à la fois à une laparotomie latérale et à une laparotomie médiane.

graphies, pour les nouveaux procédés (capiton-
nage, etc.) (1).

V. — RATE

Dans les pays chauds, la thérapeutique chirurgicale de la rate acquiert une très grande importance.

I. — Abcès et kystes hydatiques.

On pratique l'incision des abcès et des kystes
hydatiques, qu'on rencontre de temps à autre ; les
ponctions sont ici plus dangereuses que partout
ailleurs.

II. — Splénectomie.

Indications. — Elles ont été remarquablement
posées par M. Février, de Nancy, au Congrès de
chirurgie de 1901 ;

Données anatomiques. — La rate, qui a un peu
la forme d'un galet, affecte les rapports suivants :
la face externe est en rapport médiatement avec
la partie inférieure du poumon gauche et plus
loin avec les 9e, 10e et 11e côtes ; très exceptionnellement le foie va jusqu'à elle ; la face interne
concave présente une série de dépressions sur

(1) Pour les interventions sur les voies biliaires : cholécystotomie, cholécystostomie, cholécystectomie, cholécys-
tentérostomie, etc..., je renvoie aux traités de chirurgie. —
La cholécystotomie, la plus fréquente de ces opérations,
comporte d'ailleurs les mêmes temps que l'ouverture d'un
abcès avec fixation de la poche.

une ligne verticale placée à l'union de son tiers postérieur avec ses deux tiers antérieurs (hile). C'est par là que pénètrent les vaisseaux. La partie de la face interne qui est en avant du hile correspond à l'estomac ; la portion restante au contraire est en rapport avec le rein, la capsule surrénale et la queue du pancréas. La rate est entourée par le péritoine, sauf au niveau du hile.

Trois ligaments, trois mésos, soutiennent l'organe et les vaisseaux et nerfs qui s'y portent : gastro-splénique, phréno-splénique, pancréaticosplénique.

Opération. — *1er temps.* — On doit avoir recours soit à la laparotomie médiane, soit encore à la laparotomie en dehors du muscle droit. Au besoin on ajoute une incision transverse, *le tout est de bien voir le pédicule.*

2e temps. — On dégage la rate, il ne faut pas s'acharner à sortir l'organe, on pourrait amener des déchirures.

3e temps. — On doit d'abord placer des pinces sur le pédicule et lier secondairement, c'est la façon la plus pratique de se tirer de ce temps difficile.

4e temps. — Il consiste dans la révision de la loge splénique, pour découvrir les points encore saignants. On tamponne et on draine dans certains cas, dans d'autres on procède à la fermeture de l'abdomen.

Les principaux accidents à redouter dans cette

intervention sont les suivants : déchirure de la rate, rupture des vaisseaux spléniques, syncope (1).

Dans certains cas où la splénectomie est impossible, recourir à l'opération de Jaboulay : l'exossplénopexie.

IV. — ORGANES GÉNITO-URINAIRES

I. — REIN

I. — Néphrotomie, néphrectomie, néphropexie.

Données anatomiques. — Le bord supérieur du rein affleure une ligne passant par le disque qui sépare la 11e de la 12e dorsale, en bas il dépasse la 12e côte et descend jusqu'à une ligne passant par le bord supérieur de la 3e lombaire. Il est inutile de se lancer dans le détail des rapports des faces de l'organe. Une seule remarque à propos des vaisseaux : la veine rénale droite, très courte, touche presque la veine cave inférieure ; l'artère rénale gauche, par contre, est très peu longue, le rein touche presque l'aorte.

C'est en arrière que se trouve le point faible de la protection rénale, c'est par là que nous devons attaquer, sur le bord externe de la masse sacro-lombaire. L'organe est recouvert par les couches suivantes : téguments, parfois muscle grand dorsal, grand oblique, petit oblique, aponévrose du

____

(1) Voir la thèse de Vanverts, 1897, pour tous les détails.

transverse, muscle carré des lombes et enfin son aponévrose. Cette dernière est renforcée en haut par le ligament lombo-costal de Henle. La plèvre déborde de quelques centimètres la 12e côte dans toute son étendue si elle est courte, dans son 1/3 interne seulement si elle est longue.

Opération. — *Néphrotomie.* — Le sujet est couché sur le côté opposé, le corps soutenu par un coussin. Les couches que nous avons annoncées sont successivement divisées par une incision, qui va du bord de la douzième côte (1) à la crête iliaque. Après avoir fendu l'atmosphère celluleuse du rein, on arrive sur le rein lui-même; suivant le cas, on incise l'abcès ou on repère le calcul pour l'extraire par une ouverture appropriée.

Néphrectomie.—On doit faire une incision le long de la dernière côte tombant perpendiculairement sur l'incision de la néphrotomie, on a ainsi plus de jour (2). Dans la profondeur, il est utile de se servir de la méthode sous-capsulaire d'Ollier. On doit porter tous ses soins sur la ligature du pédicule, il faut lier séparément les vaisseaux et l'uretère, après avoir attiré le rein au dehors (3).

(1) Elle part à quatre bons travers de doigt de la crête épineuse, elle s'arrête un peu avant d'arriver à la crête iliaque; il est mieux de la faire oblique.

(2) D'aucuns préfèrent tirer une incision recto-curviligne, on mène le tracé vertical en dehors de la masse sacro-lombaire, puis on le prolonge parallèlement à la crête iliaque.

(3) La voie transpéritonéale n'est admise que pour les cas où la voie lombaire est insuffisante.

Néphropexie. — Même incision que pour la néphrotomie; le rein est dépouillé de son enve·loppe graisseuse, qu'on a soin de réséquer. A l'aide d'une longue aiguille courbe, on passe 3 gros fils doubles, à distances égales, sur la hauteur du rein. Ces fils traversent l'organe à un centi-mètre environ du bord convexe; les fils sont noués à leur entrée et à leur sortie du rein. Les chefs antérieurs et postérieurs du premier fil double sont noués sur la douzième côte, les autres sont fixés aux muscles et aponévroses des deux lèvres de l'incision.

II· — VESSIE

I. — Cathétérisme évacuateur.

Le cathétérisme consi..te dans l'introduction d'une sonde dans un conduit, dans une cavité de l'organisme.

Je passe sur les différentes sortes de cathété-risme : explorateur, conducteur, thérapeutique, et sur les moyens qu'elles comportent.

Je veux m'en tenir ici au cathétérisme évacua-teur, qui a pour but l'évacuation vésicale.

1. — CATHÉTÉRISME CHEZ L'HOMME

Données anatomiques. — Le canal de l'urètre chez l'homme doit être considéré non comme un cylindre, mais comme une valvule. Sa longueur est de 16 à 20 centimètres, sa capacité est de 10 grammes au maximum : son calibre, de 8 à 10 millimètres, est assez variable.

Au point de vue de la direction du conduit, on considère : 2 courbures, 2 angles. La courbure postérieure représente un 1/3 de cercle de 12 centimètres de diamètre. Les courbures de l'urètre s'exagèrent avec l'âge.

On considère en clinique : 1° un urètre antérieur; 2° un urètre postérieur.

L'urètre antérieur comporte 3 portions : glandaire, pénienne, bulbaire.

La portion glandaire présente une partie dilatée, la fosse naviculaire, comprise entre 2 défilés : le méat et le point rétréci où la portion glandaire se continue avec la portion pénienne. Le méat, qui a 4 à 17 millimètres (Charpy), est *inextensible*, cela tient à sa structure (1). Dans la fosse naviculaire, nous devons signaler les follicules et surtout à la partie supérieure la valvule de Guérin.

La portion pénienne ne comporte rien de bien intéressant.

Dans la portion bulbaire, longue de 2 à 3 centimètres. il nous faut, au contraire, considérer : 1° le *collet du bulbe*; 2° le *cul-de-sac du bulbe*.

Le canal et le bulbe sont attachés à l'aponévrose moyenne du périnée, l'aponévrose et ces attaches forment une lame coupante qui détermine une coudure, un étranglement du canal; le

______

(1) Un calcul arrêté au méat par son calibre nécessite le débridement; j'ai vu un cas semblable.

collet du bulbe est constitué. Le cul-de-sac du bulbe précède ce rétrécissement et complique l'obstacle; en effet, à ce niveau la paroi inférieure du canal présente un plan « marécageux », dans lequel on enfonce, il y a là une sorte de diverticule, surtout accentué chez les vieux. C'est le lieu par excellence des déchirures, l'écrasement de l'urètre se produit également dans cette région, enfin on y voit déboucher les glandes de Cooper.

L'urètre postérieur se subdivise en 2 portions, membraneuse et prostatique.

La portion membraneuse traverse la périnée, elle a un calibre de 7 à 8 millimètres et une longueur de 15 à 18. A signaler les deux muscles de Wilson et de Guthrie. C'est là que se trouve le *vrai sphincter*, c'est là qu'*existe le spasme*.

La portion prostatique mesure 3 centimètres, elle est dilatée en son milieu, elle traverse la prostate de la base au sommet; sur la paroi inférieure, à signaler le verumontanum et, de chaque côté, l'orifice des canaux éjaculateurs. Lorsque l'organe s'hypertrophie, des déviations latérales ou médianes se produisent, il y a là une véritable écluse à passer.

Col de la vessie. — Au niveau du col, on trouve le sphincter interne dépendant de la musculeuse vésicale, il y a en outre une légère diminution de calibre.

En résumé, *sauf la valvule de Guérin, tous les obstacles sérieux siègent à la paroi inférieure*, d'où le principe d'éviter le plus possible cette paroi dans le cathétérisme.

Opération. — Instruments : les sondes sont molles, demi-molles ou rigides ; elles sont graduées en général au 1/3 de millimètre ; pour savoir leur diamètre, il n'y a qu'à prendre le 1/3 de leur circonférence (1).

Les sondes molles de Nélaton doivent être seules employées, quand il y a inflammation vive.

En cas de spasme, se servir d'un fort calibre.

Les sondes à béquille, à double et à grande courbure, doivent être essayées suivant leur ordre d'énumération, dans l'hypertrophie prostatique.

Le sujet est en position sacro-dorsale, tête basse, il respire la bouche ouverte, le siège est élevé, les jambes fléchies, les pieds en rotation en dehors.

Le chirurgien se place à gauche, il saisit la verge entre le médius et l'annulaire et écarte les lèvres du méat avec le pouce et l'index.

Avec les sondes molles, on suit la paroi inférieure, on cherche *à déplisser* l'urètre, si on est arrêté, on retire et on recommence ; s'il y a du spasme, on insiste doucement.

Avec les sondes rigides, le cathétérisme peut se faire par-dessous le ventre (tour de maître), par-dessus l'aine et par-dessus le ventre ; c'est le procédé ordinaire que nous décrirons.

(1) Aujourd'hui le meilleur moyen pour les garder aseptiques est de les placer dans un tube à trioxyméthylène.

La verge est attirée dans l'aine gauche, la sonde introduite se redresse à mesure vers la ligne blanche, en se tenant parallèle au ventre, pendant qu'on tire sur la verge de plus en plus. Le deuxième temps est plus important; en poussant et en tirant toujours, on franchit le collet du bulbe; on ne doit pas redresser trop tôt, sans quoi on va butter sur le pubis. Dans un troisième temps, on abaisse le pavillon entre les cuisses, tout en l'obstruant pour éviter les souillures; on est dans l'urètre postérieur, puis dans la vessie (1).

2. — CATHÉTÉRISME CHEZ LA FEMME

Données anatomiques. — Le canal n'a qu'une longueur de 3 centimètres, sa direction est rectiligne. L'orifice vésical est à 15 millimètres derrière le pubis, le méat s'ouvre à la vulve entre les petites lèvres, à 1 centimètre au-dessous de la symphyse, à un travers de doigt au-dessous du clitoris et au-dessus du bulbe du vagin. Le calibre du canal est de 8 à 10 millimètres, il est très dilatable.

Attitude. — Le *sujet* est en position sacro-dorsale; le *chirurgien* est à gauche.

Opération. — *Procédé ordinaire, la femme est couverte.* — Tout d'abord, écarter les lèvres entre

______

(1) Pour le cathétérisme permanent, on fixe la sonde à l'aide de moyens de fortune ou d'une muselière; on peut aussi se servir de la sonde de Pezzer.

le pouce et le médius, porter l'index, la pulpe en haut, à la partie supérieure du vagin, pour répérer le bulbe ; lorsqu'on tient le bulbe, on glisse la sonde sur la pulpe de l'index, on abaisse et on évacue la vessie.

A découvert, procédé d'exception. — Il est parfois nécessaire surtout après l'accouchement (1), quand les parties ont perdu un peu leurs rapports ; on écarte les lèvres, la femme est au besoin dans la position du spéculum, on tient la sonde comme une plume à écrire, il n'y a de difficultés que quand l'urètre est contus (2).

II. — Cystotomie et Cystostomie sus-pubiennes.

L'ouverture chirurgicale de la vessie au-dessus du pubis comporte deux opérations: l'ouverture simple et l'anastomose à la paroi, en d'autres termes l'*urètre contre nature.*

La première intervention, la *cystotomie*, remonte

(1) Se servir en pareil cas de sondes molles.
(2) *Autres cathétérismes.* — Pour le cathétérisme de la trompe d'Eustache (procédés de Politzer, Lœwenberg, Tillaux, etc.) et pour le cathétérisme des points et des conduits lacrymaux, je renvoie aux traités spéciaux.
Pour le cathétérisme du canal de Sténon, il suffit de retenir la direction générale trago-commissurale et d'exercer une légère traction pour redresser les courbures ; chercher l'orifice au niveau du collet de la première grosse molaire, à un 1/2 centimètre au-dessus du cul-de-sac de la muqueuse gingivo-buccale.
Le cathétérisme du canal de Wharton est encore plus facile.

très haut, à Franco, au même chirurgien qui a donné la première description de la herniotomie; si on en croit l'histoire, c'est lui qui fit la première taille hypogastrique en 1561.

La *cystostomie* est d'origine plus récente et cependant elle compte déjà un certain nombre de parrains. Pour Bazy, c'est Thompson qui l'appliqua le premier; pour d'autres, il faut la faire remonter à Sédillot; aujourd'hui on l'appelle volontiers *l'opération de Poncet*, c'est lui, en effet, qui l'a vulgarisée.

Indications. — L'incision de la vessie ne se fait pas seulement dans le but d'enlever un calcul, un corps étranger, d'aborder une tumeur vésicale ou prostatique, mais aussi pour modifier la surface de la muqueuse malade, pour arrêter une hémorragie ou procéder à l'évacuation de caillots.

La cystostomie peut être dirigée, avec plus de fruit encore, contre les inflammations vésicales; dans les cystites douloureuses, elle amène la cessation des crises; mais elle a surtout pour but de dévier le cours des urines, ses indications se rencontrent donc surtout dans les fistules urinaires et dans l'hypertrophie prostatique. Dans cette dernière, on l'applique quand il y a des fausses routes, quand le cathétérisme est très douloureux, enfin quand il y a infection urineuse, aiguë ou chronique.

En terminant, disons, toutefois, que si on est maître de la technique, on n'est pas maître du

fonctionnement du nouvel urètre. Malgré les perfectionnements de Wassilief, de Jaboulay, etc.,
tous les cystotomisés sont loin d'avoir le jet en
arcade de M. Diday; dans la statistique de Lagoutte,
sur 22 urètres permanents, on en compte 12 atteints d'incontinence absolue et 3 d'incontinence
relative.

Données anatomiques. — La vessie est un réservoir de 5 à 600 grammes, de forme variable,
suivant les âges et le sexe (ovalaire, piriforme,
cordiforme, etc.). Elle est constituée par trois tuniques. La séreuse péritonéale recouvre le dôme
vésical; vient ensuite une musculature qui comporte plusieurs couches et enfin une muqueuse à
épithélium stratifié mixte, à cellules très variées;
les vaisseaux, les nerfs et les lymphatiques ne
doivent pas nous arrêter.

Les rapports seuls nous importent véritablement,
et encore, sur les six faces de la vessie, nous n'avons à envisager que la face antérieure là où se
trouvera notre champ opératoire. Lorsque la vessie est vide, elle s'aplatit et descend derrière le pubis, son diamètre transverse seul persiste, c'est ce
qui explique la situation spéciale des corps étrangers lorsqu'ils ne dépassent pas 8 à 9 centimètres,
longueur du diamètre précité. Quand l'organe
s'emplit, il se développe surtout par sa base et en
arrière, le sommet s'élève bien derrière la paroi
ventrale, mais tout en s'écartant d'elle avec l'ouraque qui décrit une anse embrassant le péritoine,

ce dernier, tout en formant une courbe, une dépression plus accentuée, s'éloigne cependant du pubis en hauteur, mais jamais à plus de 4 à 6 centimètres (Charpy) ; pour Testut, même avec des vessies dilatées à 500 grammes, chez les gens maigres, on trouve le cul-de-sac qui affleure au pubis (1) et peut descendre même parfois plus bas. Il n'y a donc aucune certitude pour le chirurgien, c'est ce que Poncet a bien noté.

Voilà pour les rapports de la face antérieure avec le péritoine ; plus superficiellement, on rencontre en face de la vessie une cavité dite de Retzius, diversement décrite par les auteurs (Retzius, Bouilly, Charpy, etc...). D'après les recherches les plus récentes, elle est formée par le fascia prévésical, qui divise le tissu cellulaire sous-péritonéal en deux loges et s'insère d'une part à l'ombilic, d'autre part sur les ligaments pubio-vésicaux. Parti de l'ombilic, le fascia prévésical appelé encore ombilico-prévésical, s'étale devant l'ouraque et les artères ombilicales, il s'insère sur les ligaments pubio-vésicaux, sur les parties latérales de la vessie, après s'être élargi et infléchi, et enfin sur l'aponévrose périnéale supérieure. Sur les côtés, la loge est mal fermée et les collections peuvent gagner les fosses iliaques.

Les différents plans qui recouvrent la vessie et la loge prévésicale sont les suivants : en allant

____

(1) J'ai pu vérifier la chose sur le vivant, chez un nonagénaire que j'ai opéré avec M. le Dr Bruch.

d'arrière en avant, on rencontre le fascia transversalis avec sa loge rétro-musculaire, la ligne blanche et enfin les téguments.

Nous en aurons fini, quand nous aurons dit un mot du *col vésical*, ou plutôt de la jonction de la vessie avec l'urètre. C'est là un *point de repère très important, puisque c'est immédiatement au-dessus de lui qu'il faut inciser*, d'après Poncet. Il se trouve situé à la *partie moyenne du pubis*, quand le sujet *est debout; au-dessous de l'arcade*, quand *il est couché*. Là, dans un excès de zèle, il ne faut pas descendre trop bas, si on dépassait les ligaments pubio-vésicaux, on tomberait *sur les plexus veineux prostatiques*.

Attitude. — Le *sujet* est sur le dos, le bassin élevé ou en position de Tredelenburg; le *chirurgien* se place sur le côté; l'*aide* principal lui fait face.

Opération. — Comme le dit Forgue, depuis le rasoir aveugle de Franco, la technique opératoire a subi bien des perfectionnements, c'est aujourd'hui une opération plus que banale, on sait éviter l'infiltration d'urine et la lésion du péritoine, la terreur d'autrefois. On ne se sert plus du ballon de Petersen, on opère sur la vessie vide ou souvent modérément remplie par une injection boriquée de 2 à 300 grammes au maximum, on ligature ensuite la verge au tube élastique.

1er temps : incision. — Les points de repère sont l'ombilic et la symphyse pubienne, l'hypogastre est rasé. On mène suivant la ligne médiane une incision de 10 centimètres qui empiète un peu sur la symphyse, on sectionne ainsi la peau et le tissu cellulaire sous-cutané, puis on coupe la ligne blanche sur la sonde cannelée, en mettant toute son attention à rester dans l'interstice des droits.

On tombe alors sur le fascia tranversalis, qu'on incise en redoublant de précautions ; puis, sans s'inquiéter trop des plans profonds, le doigt recourbé en crochet plonge derrière et même au-dessous du pubis, pour refouler en masse le tissu cellulaire sous-péritonéal et au besoin le cul-de-sac du péritoine. Ceci fait, le doigt reste en place.

2ᵉ temps : section vésicale. — Incision de 4 à 5 centimètres, on passe un fil dans chaque lèvre et après avoir placé une valve en haut, on peut, si c'est nécessaire, découvrir toute la surface intérieure de la vessie (1).

3ᵉ temps. — Maintenant, la conduite varie suivant les cas.

S'il s'agit d'une simple *cystotomie*, on réunit partiellement et on draîne au double tube de Perrier, ou bien encore on fait la cystotomie « idéale » avec suture étagée.

Quand il est question au contraire d'une *cystos-*

_____

(1) Quand il s'agit d'une tumeur, il est peut-être préférable de recourir à la taille transversale de Tredelenburg. L'incision transverse mesure 8 centimètres environ, elle est menée à 1 centimètre au-dessus de la symphyse, l'ouverture de la vessie est également transversale.

tomie, on affronte le mieux possible, à petits points, peau et muqueuse, du moins quand on cherche à avoir un méat hypogastrique permanent (1).

III.— Taille périnéale. Taille prérectale.

La taille périnéale a été supplantée par les opérations précédentes.

Ici le procédé qui me semble préférable, c'est a taille prérectale de Nélaton, amélioration de la taille latéralisée et de la taille bilatérale de Dupuytren.

Opération. — Un cathéter conducteur est placé dans l'urètre ; à un centimètre en avant de l'anus on mène une incision tranversale de 3 centimètres ; de chaque extrémité de cette incision, part une nouvelle incision oblique en arrière, s'arrêtant à deux centimètres de l'anus. L'opérateur, l'index gauche placé dans l'intestin (2), coupe le sphincter externe et remonte en ménageant l'intestin et le bulbe, on va ainsi jusqu'au bec de la prostate. Là, on ponctionne l'urètre à sa sortie de la glande prostatique et on l'ouvre même assez largement. Le lithotome est ensuite introduit dans la cannelure du cathéter sa concavité en haut. Quand le lithotome est dans la vessie, on retire le cathéter,

(1) A la campagne, remplacer quelquefois la cystotomie par l'opération plus simple de Méry : ponction et drainage.
(2) On doit éviter cette manœuvre en dehors de l'amphithéâtre.

et *on retourne le lithotome plaçant sa concavité en bas*; l'instrument est attiré lentement, en abaissant peu à peu son manche. L'opération est terminée, il n'y a plus qu'à explorer la vessie et à pratiquer l'extraction du calcul, s'il y a lieu.

III. — URÈTRE

I. — Urétrotomie interne.

L'urétrotomie interne s'opère facilement, soit à l'aide de l'électrolyse (1), soit à l'aide des urétrotomes (Maisonneuve, Albarran, etc.).

II. — Urétrotomie externe.

L'urétrotomie externe peut être pratiquée avec ou sans conducteur.

Dans le premier cas, on introduit dans l'urètre un cathéter cannelé, un aide maintient l'instrument bien sur la ligne médiane; l'opérateur coupe la peau sur le raphé médian, dans une étendue de 4 à 5 centimètres, et sectionne les diverses couches, jusqu'à ce que son index qui le guide sente la rainure du cathéter, le bistouri, glissé dans la cannelure du cathéter, incise l'obstacle.

L'urétrotomie sans conducteur est souvent beaucoup plus pénible. Le malade est placé dans la position de la taille; on fait une incision de 5

(1) Nous pratiquons cette méthode avec un courant d'environ 15 milliampères, la durée de la séance est de 50 secondes à deux minutes.

à 6 centimètres sur le raphé périnéal, cette incision s'arrête à un travers de doigt de l'anus. On va à la recherche du bulbe urétral qu'on fait écarter, c'est derrière le bulbe que, travaillant dans la profondeur, on doit ouvrir le canal sur une longueur d'un centimètre 1/2 environ.

Parfois, il nous a fallu combiner les deux urétrotomies, en particulier dans les rétrécissements blennorrhagiques très anciens avec fistules nombreuses et infiltration cicatricielle étendue. Dans ces cas, après que l'urétrotomie interne nous a permis de passer un cathéter, nous incisons le bloc cicatriciel périnéo-scrotal jusqu'à l'urètre et nous pratiquons l'ablation des deux tranches, c'est la libération externe du canal de Guyon ; on ne doit s'attaquer à l'urètre que s'il n'est plus souple (1).

IV. — BOURSES, CORDON (2)

I. — Hydrocèle.

Depuis plus de dix ans, j'ai abandonné complètement l'injection iodée.

Pour les hydrocèles vaginales, je conseille la

(1) Pour l'urétrectomie et pour tous les détails, se reporter aux traités spéciaux ; faire de même pour la chirurgie de la prostate.

(2) Voir pour le détail J. Brault, *Chirurgie des bourses, du cordon et du pénis* (*Archiv. provinciales de chirurgie*, 1899, et in thèse de Bourguinaud, Paris, 1896).

méthode de Bergmann, très légèrement modifiée.

Données anatomiques. — Les tuniques des bourses sont les suivantes : scrotum, dartos, tunique celluleuse superficielle, tunique musculeuse, tunique fibreuse, tunique celluleuse profonde, tunique vaginale.

Opération (1). — Voici les temps de la petite opération :

1er temps : section couche par couche de toutes les tuniques, y compris la vaginale, dans l'étendue de 5 centimètres environ.

2e temps : séparation et décortication au doigt de la séreuse.

3e temps : résection de cette dernière, aux confins de l'épididyme et du cordon, « essuyage » de la *tranche sanglante au thermo* porté au rouge sombre.

4e temps : reconstitution d'une loge pour le testicule, à l'aide de la fibro-crémastérine que je suture à la soie, ou au tendon de renne, suture au

(1) Quant aux hydrocèles péritonéo-vaginales, je les traite *a fortiori* par la cure radicale, mais je fends le canal et je le refais, comme dans la cure de la hernie inguinale. Les hydrocèles sont plus fréquentes dans les pays chauds, on en voit de très volumineuses; il n'y a pas très longtemps j'ai opéré chez des israélites deux hydrocèles suppurées, véritablement monstrueuses; dans la première observation, les bourses pendaient au genou; dans le second cas, le scrotum descendait jusqu'à mi-jambe, il n'y avait pas moins de 5 litres de pus. Voir J. Brault, *in* thèse de Peloni, Montpellier, 1901.

crin des tuniques superficielles (1). (On peut encore se servir des agrafes de Michel, qui font gagner du temps pour la suture cutanée.)

Dans toutes les circonstances où on veut aller vite, où on ne veut pas faire autre chose qu'une anesthésie locale, le *retournement* est la méthode de choix ; elle m'a donné des résultats excellents, dans un grand nombre de cas ; elle n'est malheureusement pas de mise, quand la coque vaginale est trop épaisse (2).

II. — Varicocèle.

1. — CAS ORDINAIRES.

Opération. — Il faut appliquer la résection bilatérale du scrotum ; pas n'est besoin de se servir d'instruments spéciaux (clamps variés). On peut très bien opérer avec les longues pinces droites et courbes de Terrier, elles suffisent à tous les cas ; il faut être prudent, bien vérifier sa prise, sous peine de toucher la vaginale ou le cordon.

Inutile d'insister sur la technique ultra-banale de la résection des bourses.

(1) Dans les cures de ce genre, où je n'ai jamais eu la moindre complication, j'ai constaté assez souvent, dans les premiers temps de la convalescence, un certain *gonflement du cordon* ; ceci m'a d'autant plus frappé que, dans les cures herniaires, je n'ai jamais rencontré la chose.

(2) L'*hématocèle vaginale* réclame la décortication, ce qui revient avec un peu plus de difficultés au Bergmann, l'hémostase de la tranche est surtout plus laborieuse.

2. — Méthode d'exception (1).

Indications. — Varicocèles compliqués, récidives.

Opération. — Le procédé que nous conseillons consiste, d'une façon toute générale, dans *une résection postéro-latérale externe de forme losangique ou plutôt ovalaire très allongée à ses deux extrémités*. La vaste brèche ainsi obtenue est en bonne place et mène directement sur le cordon où l'on peut travailler tout à son aise pour la ligature et l'excision des paquets veineux. Lorsque l'opération est terminée, prenant le milieu de la figure représentée par la plaie comme charnière virtuelle, on rabat la moitié inférieure de l'ovale sur la partie supérieure et on obtient ainsi une ligne de sutures en forme de V renversé.

III. — Eléphantiasis des bourses (2).

Attitude. — Le sujet est dans le décubitus dorsal, les jambes écartées ; quand la tumeur est trop volumineuse, on la soulève, comme les gros fibromes, à l'aide de l'appareil de Reverdin ou d'une poulie quelconque.

(1) Voir le procédé *in extenso* dans *le Lyon médical*, 1895, les *Archives provinciales de chirurgie*, 1899, et *in* thèse de H. Dechenne, Montpellier, 1900.

(2) Quant l'éléphantiasis du scrotum est peu développé, on peut opérer comme pour le varicocèle ordinaire, cela nous est arrivé récemment.

Hémostase. — L'hémostase, très importante ici, est faite à l'aide de la bande et du tube d'Esmarch ; pour empêcher ce dernier de glisser, on le fixe à l'aide de lacs, qui ont été enserrés par lui en même temps que la base de la tumeur, ces lacs sont fixés par leurs deux chefs en avant et en arrière à une ceinture passée autour de l'abdomen. Il est inutile d'avoir la ceinture en cuir de Patridje ; un appareil de fortune nous a toujours suffi.

Opération. — Quand le pénis est libre et que les testicules ne sont pas adhérents, l'opération est simple, disent les auteurs : après avoir relevé les testicules, on taille dans la peau saine deux lambeaux chargés de les recouvrir. L'hémostase est faite au fur et à mesure des besoins. Le malheur est qu'il n'est pas toujours facile de relever les testicules dans cette coque épaisse et rigide qu'est le scrotum éléphantiasique ; c'est pourquoi je ne m'inquiète jamais de ce relèvement, je fais l'hémostase préalable et je pratique purement et simplement la décortication de la calotte scrotale que je circonscris à sa base par une incision circulaire ou ovalaire (1), je laisse, si cela est possible, de quoi recouvrir les testicules. La dissection de la peau et du tissu cellulaire hypertrophique se fait alors progressivement, en y voyant clair et sans qu'on ait besoin de craindre pour les glandes séminales, même si elles présentent quel-

(1) La verge a été relevée.

ques adhérences. Ce procédé peut donc convenir dans le cas de testicules adhérents avec pénis libre.

Dans le cas de pénis enfoui et de testicules adhérents, il y a plusieurs procédés. En général, on pratique deux incisions verticales qui descendent de l'anneau inguinal suivant la direction présumée du cordon, on isole cordons et testicules; ceci fait, on réunit les incisions verticales par une incision transverse et au milieu de cette dernière, on fait partir un nouveau tracé dans la direction présumée de la verge. En fin de compte, on trace deux lambeaux chargés de recouvrir les glandes séminales (1).

Quand le pénis est lui-même pachydermisé, il y a lieu de tracer sur la peau saine un troisième lambeau pour recouvrir la verge décortiquée de son fourreau éléphantiasique (procédé de Delpech).

Reste le procédé de Patridje. Dans ce procédé, on dissèque méthodiquement le pénis et les testicules, et, après relèvement, on termine par une circulaire réunissant aussi près que possible du périnée toutes les incisions longitudinales. On procède ensuite aux ligatures, on ne fait pas de sutures; mais pour éviter l'enroulement des bords de la plaie, Patridje fait mettre au malade des sortes de sous-cuisses reliés à une ceinture; des fils passés dans les bords de la plaie viennent se

____

(1) Les hydrocèles et les hernies concomitantes réclament la cure radicale.

fixer à ces rubans inguinaux, le recroquevillement est ainsi un peu évité (1).

IV. — Castration chez l'homme.

Opération. — Incision longitudinale sur la face antérieure des bourses ; la peau et le dartos sont sectionnés ; le testicule, recouvert de ses enveloppes profondes, est énucléé ; le cordon est saisi dans une ligature en chaîne solide et coupé au-dessous de l'anneau inguinal superficiel ; parfois, il faut en poursuivre la dissection beaucoup plus haut.

V. — PÉNIS

I. — Circoncision.

Données anatomiques. — Anatomiquement, le prépuce est constitué par les enveloppes de la verge doublées sur elles-mêmes, à l'exception de la fibro-élastique ; le muscle péri-pénien lui aussi peut faire défaut.

Opération (2). — La technique générale de cette intervention est banale, les procédés, depuis celui de Guillemeau jusqu'à celui d'Hagedorn, sont en

(1) En Algérie, quoiqu'on ait dit que la chose était maintenant rare, l'éléphantiasis du scrotum se rencontre encore assez fréquemment ; en une seule année, j'en ai vu 6 cas à des stades divers et j'ai opéré trois scrotums très volumineux, la verge était également hypertrophique. On voit cependant moins qu'autrefois des hypertrophies démesurées, parce que les gens se font soigner plus tôt.

(2) J. Brault, *Bulletin médical de l'Algérie*, 1897.

nombre incalculable ; on a varié à l'infini l'instrumentation et les méthodes chirurgicales ou religieuses (1).

Pour nous, l'outillage le plus simple est le meilleur : une paire de grands ciseaux, quelques pinces à forcipressure, quelques aiguilles enfilées de soie répondent à tous les besoins de cette petite amputation.

Une seule critique à propos de la section circulaire oblique ; en général on n'intéresse pas assez le revêtement muqueux, souvent on ne l'intéresse même pas du tout ; on se contente alors de le fendre après coup sur la région dorsale, c'est une faute ; notre ennemi ici, c'est le bourrelet muqueux, c'est le « jabot » ; nous le retrouverons à propos du paraphimosis. Certains considèrent que c'est là une difformité provisoire et en font bon marché, le provisoire ici dure longtemps, et c'est pendant des mois que le pénis conserve sa collerette indurée. Il faut savoir s'en débarrasser, en modifiant l'antique procédé de Guillemeau.

Point n'est besoin, comme l'ont fait certains chirurgiens, de recourir à des instruments spéciaux. Nous laisserons de côté les procédés de Vidal de Cassis, de Dolbeau, de Panas, les clamps d'Horteloup, la pince de Collin, tout ingénieux qu'ils soient. Il est inutile de s'évertuer à vouloir

(1) Pour la circoncision religieuse, voir J. Brault : *les Religions devant l'hygiène dans les pays coloniaux.* (*Ann. d'hyg. et de méd. légale,* n° de mars 1903.)

couper d'un seul coup la peau et la muqueuse; avec l'anesthésie à la cocaïne, on n'a plus besoin de faire aussi vite, il est préférable, pour faire bien, d'une façon irréprochable, d'opérer en deux temps et de réséquer *une bonne partie de la muqueuse.*

Vous faites fixer les téguments par l'aide, il n'est pas nécessaire de les rétracter vers le pubis, comme on le fait d'habitude. Saisissant à l'aide *de pinces à forcipressure l'orifice préputial, vous enlevez très peu de peau, de 5 à 6 millimètres, dans la plupart des cas.* Le revêtement cutané file, découvrant de plus en plus un « groin » ensanglanté. Sur le milieu de la face dorsale, vous fendez la muqueuse jusque dans le cul-de-sac balano-préputial, et saisissant les oreilles qu'elle forme, à l'aide de ciseaux courbes, vous l'abrasez en arrondissant; il faut toujours suivre sa voie et ne faire qu'une seule reprise, si l'on ne veut pas s'exposer à avoir une série de festons. On adapte ensuite peau et muqueuse et on fixe à l'aide d'un rapide surjet, bien préférable à la couronne « d'épines » de Ricord. On peut toutefois se servir maintenant des agrafes de Michel, qui sont mieux tolérées.

Prépuces trop longs. — L'ouverture préputiale est suffisante, il y a surtout excès de longueur. Il faut modifier dans ce sens l'étui glandaire. Il y a trop de peau, c'est à elle qu'il faut s'attaquer. A la rigueur, on peut faire porter toute l'opération sur le tégument externe en circonscrivant une bague cutanée avec chaton dorsal. La chose est simple à faire à l'aide de deux incisions elliptiques ; la dissection s'opère très facilement dans le tissu celluleux et l'hémorragie est insignifiante. Il n'y a plus ensuite qu'à suturer bords à bords la surface cruentée. J'ai opéré plusieurs individus de cette façon et j'en ai obtenu un bon résultat, toutefois je préfère la méthode ordinaire, légèrement modifiée.

Ici, pour obtenir un excellent résultat, on doit utiliser la peau comme muqueuse, et, pour ce faire, on sectionne toujours très peu de peau et on fait porter la diminution sur le revêtement muqueux qu'on abrase largement, de façon à ne garder que juste de quoi passer les sutures.

Après l'opération, la peau s'invagine et la cicatrice se trouve reportée à la base du gland, au fond du sillon balano-préputial, où bientôt elle deviendra absolument invisible. Dans les cas opérés ainsi, le résultat esthétique et fonctionnel est très rapidement parfait, la partie cutanée qui regarde le gland ne tarde pas à prendre, au moins superficiellement, l'aspect d'une muqueuse (1).

Prépuces trop étroits. — Nous devrions dire à

(1) Ainsi que le fait remarquer mon ancien élève le D* J. Lapin (*Médecine moderne*, 26 nov. 1898), j'exposais déjà cette technique générale et cette technique plus particulière dans le *Bulletin médical de l'Algérie* du mois d'octobre 1897, c'est-à-dire avant l'article de Rebreyend (*Annales des maladies des organes génito-urinaires*, janvier 1898).

ouverture trop étroite, le cas est l'opposé du précédent, il s'agit de prépuces atrophiques, nous avons ici juste assez d'étoffe, mais l'orifice antérieur du fourreau préputial est insuffisant pour laisser passer le gland, quelquefois même pour permettre le libre écoulement de l'urine et du sperme.

Nous devons simplement ouvrir une fenêtre, en perdant le moins possible de tissu ; si la dilatation n'était pas si infidèle, elle constituerait ici le procédé de choix. La méthode qui nous paraît la meilleure, en pareille occurrence, consiste à enlever juste assez de muqueuse, et encore moins de peau. Ici, les mesures à prendre sont délicates, il faut un peu de coup d'œil, si on ne coupe pas assez, on a un résultat fonctionnel incomplet; si on y va trop hardiment, au contraire, c'est le résultat esthétique qui laisse à désirer. D'ailleurs, si bien que l'on fasse, il faut toujours craindre un gland un peu découvert.

Prépuces trop longs et trop étroits. — Ici le procédé de choix est la méthode ordinaire, c'est d'ailleurs du phimosis habituel qu'il s'agit.

Une simple remarque à propos du jeune âge. Chez l'enfant très jeune, le gland est proportionnellement très peu développé, il faut tenir compte de cette circonstance pour tailler juste (1).

Phimosis acquis. — A part le phimosis diabé-

(1) Parfois il en est un peu de même chez les gens très âgés.

tique, qui doit être souvent considéré comme un *noli me tangere*, tous les autres phimosis acquis sont opérables, j'ajouterai même qu'ils doivent souvent être opérés (1). Non pas, comme on a trop souvent l'habitude de le dire et de le faire, par une simple incision dorsale, mais par la circoncision pure et simple, parce que ces phimosis rentrent dans la catégorie des prépuces trop longs et trop étroits. Le phimosis acquis vient de préférence chez les individus à prépuce déjà long, l'œdème inflammatoire, les cicatrices, les chancres durs et mous, les plaques muqueuses le rendent trop étroit.

Dans le cas de balano-posthite gangreneuse, il faut même se hâter vivement, si on veut enrayer le processus. Plusieurs fois nous sommes intervenus dans ces conditions, le sphacèle s'est de suite arrêté après l'opération suivie d'une désinfection minutieuse ; la plupart du temps, les résultats sont bien plus beaux que l'on aurait cru pouvoir l'espérer (2).

(1) A moins qu'il ne s'agisse d'une balano-posthite simple avec un léger degré de phimosis.

(2) Chez les vieillards, on rencontre parfois une espèce de phimosis acquis, tout à fait particulier ; il s'agit de fissures auxquelles succèdent une série de cicatrices nodulaires, d'infiltration, qui viennent rétrécir l'orifice préputial. Nous en avons opéré deux cas typiques, il n'y avait pas de diabète.

Par deux fois, dans ces derniers temps, nous avons opéré des phimosis acquis d'*origine lépreuse* ; à la suite d'infiltrations lépromateuses du gland et du prépuce, nos sujets n'urinaient plus que goutte à goutte ; la réunion a été un peu plus lente que chez la moyenne de nos opérés.

Il faut seulement se rappeler ici qu'on doit redoubler de précautions pour se mettre à l'abri des causes banales et particulières d'infection. Je ferai même une mention à part pour le phimosis chancrelleux, qui demande plus de circonspection encore que tous les autres. Pour pratiquer une désinfection aussi absolue que possible, une neutralisation complète du principe de la chancrelle, un des meilleurs moyens est sans contredit la cautérisation au chlorure de zinc, nous nous servons d'une solution très concentrée (*50 grammes de chlorure de zinc pour 40 grammes d'eau*).

Paraphimosis. — Je conseille volontiers de faire également la circoncision dans les paraphimosis irréductibles, qu'ils soient simples ou compliqués (1).

On enlève un anneau à « chaton » inférieur *visant le jabot,* on supprime en même temps l'ulcération dorsale après l'avoir désinfectée (2); quand il existe des ulcérations vénériennes, on les stérilise comme ci-dessus avec la solution de chlorure de zinc.

II. — Amputation de la verge.

Le procédé le plus pratique est celui d'Assaky, de Bucharest.

(1) Certains paraphimosis réduits, que le bourrelet rend difformes, sont justiciables de la circoncision inférieure de Mauriac.

(2) Voir J. Brault, *Bulletin médical de l'Algérie,* octobre-

Opération. — Après hémostase, on coupe la peau jusqu'à la tunique fibreuse, on lie les vaisseaux dorsaux ; l'urètre est ensuite disséqué et libéré dans l'étendue d'un petit travers de doigt, il est enfin coupé à un centimètre en avant des corps caverneux sectionnés transversalement au niveau de la peau rétractée.

Lorsque toutes ces sections sont accomplies(1), on enfouit les corps caverneux, en les cousant dans leur enveloppe fibreuse, on fend un peu l'urètre, on rétrécit l'enveloppe cutanée par deux incisions cunéiformes (2) et on finit en ourlant peau et muqueuse (3).

III. — Autoplastie de la verge.

Indications. — Les destructions de la plus grande partie du pénis à la suite du phagédénisme chancrelleux se rencontrent de temps à autre ici, surtout chez les indigènes.

Opération. — Vis-à-vis de cette infirmité, je ne puis que conseiller le procédé suivant:

Vous tracez sur la région hypogastrique et sur les bourses, deux incisions en **V** qui se regardent par leur base ◇ :

novembre 1897, p. 335, avant la thèse de Brulant, comme on peut le voir en se reportant à la bibliographie de ce travail)

(1) Elles sont latérales et à sommet postérieur.

(2) Au besoin, on lie les caverneuses.

(3) En opérant ainsi sur le vivant, j'ai pu amputer la verge absolument à sec.

Cette manière de faire permet à la fois de dégager, de « désenfouir » ce qui reste de l'organe (1) et de recouvrir en partie le moignon pénien. Les parties latérales respectées, qui forment lambeaux au niveau des angles cruro-scrotaux, assurent la nutrition des portions disséquées et déplacées par glissement. Des sutures réunissent, sur le ventre et sur les bourses, les régions cruentées. — Ce n'est pas tout, le bord antérieur du nouvel étui cutané, avivé et amené un peu en avant, est suturé tout autour du moignon.

Il ne reste plus dans la suite qu'à façonner la verge, primitivement un peu carrée et à fermer l'hypospadias, s'il est trop accentué (2).

VI. — ORGANES GÉNITAUX DE LA FEMME

I. — Périnéorraphie.

DÉCHIRURE COMPLÈTE

Opération. — Une valve écarte la paroi antérieure du vagin, on place des pinces à griffes au pourtour de la surface à aviver, on dessine sur la cloison recto-vaginale et sur les parties latérales

---

(1) Les corps caverneux sont « désenfouis » sous l'ogive pubienne et j'entame assez fortement le ligament suspenseur ; je vais ainsi jusqu'au ligament dit de Luschka.

(2) Voir pour les dessins et pour tous les détails J. Brault, *Arch. provinciales de chirurgie*, 1899. Ce procédé nous a donné un résultat inespéré.

de la vulve un véritable papillon (corps et ailes).
On avive toute la surface comprise entre les lignes
du dessin ; la suture se fait soit en masse, soit en
plans séparés.

Dans le premier cas, les fils sont placés d'arrière en avant à l'aide d'une grande aiguille
courbe ; passés sur un seul plan, ils affrontent les
surfaces avivées et ferment la brèche.

Dans le second cas, on suture en trois plans
(fils rectaux, vaginaux, périnéaux) (1).

II. — Fistules vésico-vaginales.

Opération. — La femme est en position dorso-sacrée, les parois du vagin sont écartées ; en dehors
des bords de l'orifice fistuleux, on place deux
pinces à griffes, et on abaisse le plus possible le
champ opératoire. L'avivement, d'un développement de 1 à 3 centimètres, suivant les cas, se fait
tout autour de la fistule, soit avec un bistouri, soit
avec des ciseaux. A l'aide de l'aiguille de Reverdin
à pédale, on passe ensuite les fils. L'aiguille pénètre à un demi-centimètre des bords de l'avivement, chemine dans la cloison vaginale et ressort
près du rebord cruenté de la fistule, sans intéresser
la muqueuse vésicale ; la même manœuvre est répétée de l'autre côté, en sens inverse. Les sutures
sont faites en général au fil d'argent ; entre les
points profonds, on place quelques fils superficiels.

(1) Pour les autres procédés, voir les traités spéciaux.

Je viens de décrire le procédé de l'avivement.

Pour la méthode du dédoublement de Doyen et la méthode mixte de Braquehaye, voir les traités de gynécologie.

III. — Colpotomie.

Données anatomiques. — Le cul-de-sac péritonéal postérieur tombe plus bas que l'antérieur et descend jusqu'à 15 millimètres sur le vagin.

Ce dernier conduit s'insère sur l'utérus à l'union du 1/3 inférieur du col avec les 2/3 supérieurs. Cette insertion, qui se fait sur une surface de 6 à 8 millimètres, est très oblique, si bien que le cul-de-sac vaginal postérieur est beaucoup plus profond que l'antérieur. Les tuniques fibreuse et musculaire se continuent avec leurs homologues sur l'utérus ; seule la muqueuse se replie jusqu'à l'orifice externe du col.

Opération. — *Colpotomie postérieure.* — Technique habituelle, pour saisir, fixer et abaisser le col (1). Le cul-de-sac bien exposé, on incise au bistouri à quelques millimètres en arrière de l'insertion cervicale. Après incision de la muqueuse, on dépose le bistouri et on finit d'ouvrir avec des ciseaux mousses.

S'il s'agit d'une collection péritonéale (sérosité, pus, sang), on est rendu ; on vide le contenu et on place un drain en croix.

____

(1) Il est préférable de mettre 2 pinces.

S'il s'agit au contraire du premier temps d'une intervention plus complexe sur les annexes, on s'occupe désormais de ces dernières ; on ouvre les poches purulentes, ou encore on procède à l'ablation des parties malades, après les avoir attirées et pédiculisées.

Colpotomie antérieure. — Ici l'incision intéresse la demi-circonférence antérieure du vagin au niveau de l'insertion sur le col ; elle est menée avec précaution, la vessie est soigneusement décollée, enfin le cul-de-sac péritonéal est ouvert. L'opération s'adresse surtout aux salpingo-ovarites qui sont venues se fixer en avant de l'utérus.

IV. — Curettage (1).

Indications. — Infection puerpérale, rétention placentaire post abortum, métrites hémorragiques.

Opération. — Après dilatation préalable (laminaire) ou extemporanée (bougie d'Hégar) (2), on place deux valves, on saisit le col à l'aide d'une pince à griffes et on l'abaisse. Ceci fait, on supprime la valve antérieure, l'utérus est mensuré et on introduit ensuite la longue curette (Récamier-Pozzi). La main gauche maintient la pince fixatrice, la curette est portée au fond de la matrice,

(1) *Le curage utérin* se pratique à l'aide du doigt qui va chercher les *débris placentaires dans les cas où la rétention est récente.*

(2) Cette précaution est superflue dans les curettages *post partum.*

puis ramenée le long de la paroi choisie, en exerçant une certaine pression. On râcle ainsi successivement les deux faces, les bords, les angles de l'utérus ; on ne s'arrête qu'au moment où on a la sensation d'être sur un tissu résistant, ou, mieux encore, quand on perçoit le *cri utérin*.

L'expulsion des débris se fait à l'aide d'un lavage pratiqué avec la sonde dilatatrice.

On peut faire suivre l'opération d'un écouvillonnage et d'une cautérisation au tampon ou à la seringue de Braun.

V. — Ablation des annexes par la voie abdominale.

Opération. — La femme est dans la position inclinée.

Laparotomie médiane sous-ombilicale, on découvre et on examine les annexes, l'intestin est protégé à l'aide de compresses ; s'il existe des adhérences, on les libère progressivement avec soin, on saisit ensuite la masse annexielle, soit avec les doigts, soit avec une pince à anneaux, et on l'attire au dehors (1). Une ligature en chaîne est mise sur le pédicule. Après cautérisation de la tranche, on péritonise les surfaces cruentées, si la chose est possible.

(1) Quand on ne peut pas libérer, on suture, on ouvre et on draine.

VI. — Ovariotomie.

Opération. — Position inclinée de préférence. Laparotomie sous-ombilicale d'étendue variable. L'intestin est protégé ; à l'aide du trocart à kyste ou d'un autre gros trocart, on vide la poche, l'instrument est ensuite retiré et l'orifice est obstrué par une pince à kyste. Dès lors le kyste ne tient plus que par son pédicule, on y met une ligature en chaîne. Dans le cas d'adhérences à la paroi, ou aux viscères voisins, on clive prudemment et quand le détachement est impossible, on laisse une partie du kyste adhérente à l'organe (intestin, vessie), on en est quitte pour toucher avec une solution caustique (1).

Quand on ne peut faire mieux, on se résout à la marsupialisation.

VII. — Hystéropexie abdominale.

Opération. — Laparotomie de 5 à 6 centimètres se terminant à un travers de doigt au-dessus du pubis.

On mobilise l'utérus, après avoir traité les adhérences s'il y a lieu, et on le saisit sur la face antérieure au-dessous du fond. Un premier fil supérieur est conduit transversalement à travers la paroi utérine dans l'étendue de trois centimètres

(1) On opère de même pour les adhérences de fibromes utérins, dans ce dernier cas, on affronte les surfaces cruentées à l'aide d'une suture.

environ (le fond de l'organe doit rester libre) ; au-dessous du premier fil, on en place deux ou trois autres. Chacun des fils est passé à travers la lèvre correspondante de la plaie abdominale à 15 millimètres de son bord libre, il traverse le péritoine et la couche musculaire. On commence par nouer le fil inférieur ; la peau est suturée ensuite par-dessus les fils profonds (1).

VIII. — Hystérectomie vaginale.

Indications. — Cancer, fibro-myomes, suppurations pelviennes diffuses et adhérentes (Péan, Segond), inversion et prolapsus utérins.

Données anatomiques. — Plongé au milieu d'organes souples, mesurant de 7 à 9 centimètres, l'utérus se tient vertical, en antéversion légère, quand il n'est pas influencé par ses voisins. La face antérieure est en rapport avec la vessie, dont elle est séparée en bas par du tissu cellulaire, en haut par le cul-de-sac vésico-utérin plus ou moins habité par les anses intestinales. La face postérieure, en rapport avec le rectum, en est séparée par le cul-de-sac recto-vaginal. Les bords sont flanqués : par les ligaments larges, l'utérine et de riches plexus veineux. Le fond, qui affleure une ligne passant à 2 ou 3 centimètres au-dessous du détroit supérieur, est recouvert par le péritoine et

(1) J'ai décrit la manœuvre à fils perdus, on peut se servir également de points temporaires.

les anses intestinales. Enfin le sommet (portion sous-vaginale du col) déborde de 2 centimètres dans le vagin.

L'utérus est fixé par trois ordres de ligaments :

1° Ligaments ronds (artère funiculaire, veines, rameau du génito-crural), ils occupent l'aileron supérieur du ligament large et le canal inguinal, ils relient la corne utérine à l'épine pubienne et à la grande lèvre ;

2° Ligaments utéro-sacrés, ils rattachent la face postérieure à la troisième vertèbre sacrée ;

3° Ligaments larges (artères ovarienne et utérine, lymphatiques, riches plexus veineux, ligament rond, trompe, ovaire), ils vont des bords de l'utérus au bassin.

Il faut en outre se rappeler les rapports de l'*uretère*. Celui-ci, après avoir suivi la base du ligament large, passe derrière l'utérine et se rapproche progressivement du cul-de-sac latéral, dont il reste séparé par une distance d'un centimètre 1/2 environ ; enfin, dans sa dernière portion, il est en rapport intime avec la paroi vaginale antérieure (15 à 20 millimètres), il se tient dans le tissu cellulaire lâche, interposé entre la vessie et le vagin ; il y a donc un réel danger de le blesser ou de le prendre dans les pinces ou ligatures.

Opération. — *1er temps.* — En arrière, on place une valve longue et large ; une valve plus étroite et plus courte est au contraire mise en avant. Le col est saisi et abaissé avec des pinces à traction, les valves suivent. Incision circulaire du vagin (1), au niveau de ses insertions sur le col; on peut ajouter ici les débridements latéraux de Segond.

2e temps. — La section du cul-de-sac vaginal antérieur est achevée, on décolle au doigt les attaches de la vessie à l'utérus. Il faut aller aussi loin que possible en haut et sur les côtés. On ouvre le cul-de-sac péritonéal et on place une valve protectrice longue et étroite. En arrière, le décollement est beaucoup plus facile (2), le cul-de-sac est ouvert et la valve postérieure est enlevée.

3e temps. — A ce moment, à moins qu'il ne s'agisse de cancer, on peut pratiquer la section médiane sur la paroi antérieure de l'utérus; des pinces à traction sont amarrées à mesure le long des bords de la section; on va ainsi jusqu'au fond de l'organe, qui est basculé en avant. Après cette bascule, on place à gauche et à droite des clamps sur les ligaments larges, il est préférable de mettre une pince de renfort de chaque côté. On coupe au ras de l'utérus, puis les pinces sont abaissées et les ligaments larges subissent une torsion de 180° (3). Le clamp est placé soit en dedans, soit

(1) Au bistouri, ou aux ciseaux.
(2) A ce moment, on peut pincer les utérines ou les lier.
(3) On se sert surtout de clamps qui doivent dépasser le ligament large par en bas, les fils sont difficiles à serrer, l'angiotribe est dangereux.

en dehors des annexes, suivant qu'on les laisse ou qu'on les enlève (1).

Il faut maintenant moucher les surfaces de section vaginales à l'aide de longues pinces à forci-pressure, on saisit autant que possible en même temps les deux bords de la section péritonéale pour en ourler les tranches de la section vaginale. D'autres ferment plus ou moins complètement la plaie vagino-péritonéale.

Pansement vaginal, les pinces sont bien matelassées, sonde à demeure, gâteau de coton sur la vulve, bandage en T. L'opérée est placée le siège élevé, un coussin relève ses genoux, un gros tampon de coton cale les pinces. Les pinces et la sonde sont enlevées au bout de 48 heures. Pansements vaginaux pendant les 12 premiers jours, injections à partir de cette époque.

Pour les diverses hystérectomies visant les cas particuliers, voir les modifications de détails dans les traités consacrés à la gynécologie.

IX. — Hystérectomie abdominale totale.

Indications. — Fibro-myomes, suppurations pelviennes, cancer.

Opération. — La malade est en position inclinée. Rien de bien particulier à dire de la lapa-

(1) Quand les annexes ne viennent pas avec le ligament large, on va à leur recherche avec une pince à anneau et on les traite avec les ligaments larges, ou à part.

rotomie, dont les dimensions sont proportionnées au volume de l'organe.

Des écarteurs sont placés par côtés, et au niveau de l'angle pelvien de la plaie abdominale. L'intestin est recouvert par des compresses après examen, le fond de l'utérus est saisi à l'aide d'une pince à fixation ou d'une érigne hélicoïde.

Des deux côtés, la section des ligaments larges et des pédicules supérieurs est pratiquée, elle est faite entre deux pinces longuettes. Une incision transverse, faite à un travers de doigt au-dessus du point où la séreuse se réfléchit sur la véssie, réunit les deux incisions faites sur les ligaments larges, le décollement est poursuivi de haut en bas jusqu'au dôme vaginal. On s'occupe à présent de pincer et de lier les utérines bien dégagées.

A ce moment, l'utérus est fortement soulevé par la pince ou le tracteur spiralé, de façon à bien tirer les culs-de-sac vaginaux ; on coupe le cul-de-sac le mieux exposé, puis on sectionne toujours aux ciseaux, tout autour du col, qui peut être saisi par une pince à griffes plus ou moins coudée, ce qui facilite la manœuvre.

L'utérus enlevé, les tranches vaginales sont affrontées et suturées. On remplace par des ligatures toutes les pinces placées sur les artères; puis on suture les lambeaux péritonéaux antérieur et postérieur.

On draine l'angle inférieur et on ferme l'abdomen.

Pour l'hystérectomie subtotale, le procédé américain, le procédé de Doyen et les autres modalités de l'hystérectomie abdominale, je renvoie aux traités de gynécologie (1).

V. — CHIRURGIE CUTANÉE

Indépendamment des traitements par le permanganate et les rayons de Finsen, le lupus doit surtout être traité chirurgicalement (scarifications, cautérisations) ; certaines formes résistent, on doit recourir à l'ablation 2); quand il y a déformation (greffes, lambeaux, injections de paraffine).

Nous traitons les ulcères de jambe variqueux par une incision en fer à cheval postéro-interne, en plein mollet ; l'aponévrose est elle-même coupée, pour mieux opérer la section de tous les

(1) Pour les autres interventions moins importantes, voir les traités spéciaux.
En outre dans ce manuel les *membres* ne me paraissent pas demander un chapitre spécial ; les ténotomies qui se font aujourd'hui à ciel ouvert, sont d'une technique très facile ; l'opération de l'ongle incarné, malgré les nombreux procédés et sous-procédés qu'elle comporte, est une intervention qui ne mérite pas de nous arrêter, l'important est d'enlever l'ongle et sa matrice. La rétraction de l'aponévrose palmaire, de même que certaines pertes de substance de la même région d'origine traumatique, demandent la dissection de la paume et l'autoplastie à l'italienne. Pour le pied bot, l'orteil en marteau et le *hallux valgus*, je conseille de se reporter aux *résections*, p. 183.
(2) Devant les chéloïdes, au contraire, il faut s'abstenir d'une chirurgie par trop active, et savoir déposer le bistouri.

filets nerveux ; les veines sont liées ; nous suturons d'une façon mixte aux crins (points de soutien) et aux agrafes de Michel.

Pour les autres ulcères, nous recourons aux greffes et à l'autoplastie (1).

Les maux perforants sont justiciables de l'élongation trophique.

Les verrues « *mères* » doivent être enlevées et les petites disparaissent (2) ; les grosses végétations réclament la curette.

Pour les tatouages (3), nous pratiquons le retatouage avec une solution à 30 grammes de chlorure de zinc pur pour 40 grammes d'eau.

Enfin, pour les naevi, la couperose (4), de même que pour l'épilation, on doit se servir de l'électrolyse : dans le premier cas, on emploie un courant de 1 à 6 milliampères pendant une 1/2 minute ; dans le second, un courant de 1 milliampère, durant 3 à 20 secondes (5).

(1) J. Brault. *Quelques cas d'autoplastie*, Soc. de chir., mai 1896. *Arch. prov. de chir.*, juillet 1897.
(2) J. Brault. *Traitement des verrues*, Soc. de dermat., 11 avril 1896.
(3) J. Brault, Soc. de dermat., 1895-1901, etc.
(4) Le rhinophyma réclame la décortication.
(5) Pour les diverses malformations congénitales : bec-de-lièvre, macroglossie, etc., je renvoie aux traités de chirurgie infantile.

TABLE DES MATIÈRES

—

CINQUIÈME PARTIE
ARTHROTOMIES

SIXIÈME PARTIE
RÉSECTIONS

SEPTIÈME PARTIE

INCISIONS DANS LES PRINCIPALES LOCALISATIONS PHLEGMONEUSES

HUITIÈME PARTIE

OPÉRATIONS DE CHIRURGIE GÉNÉRALE

Poitiers. — Imp. Blais et Roy, 7, rue Victor-Hugo.

www.ingramcontent.com/pod-product-compliance
Ingram Content Group UK Ltd.
Pitfield, Milton Keynes, MK11 3LW, UK
UKHW020124130726
13696UKWH00001B/195

9 782016 162651